「虹膜十環」左右眼全照圖

右眼圖

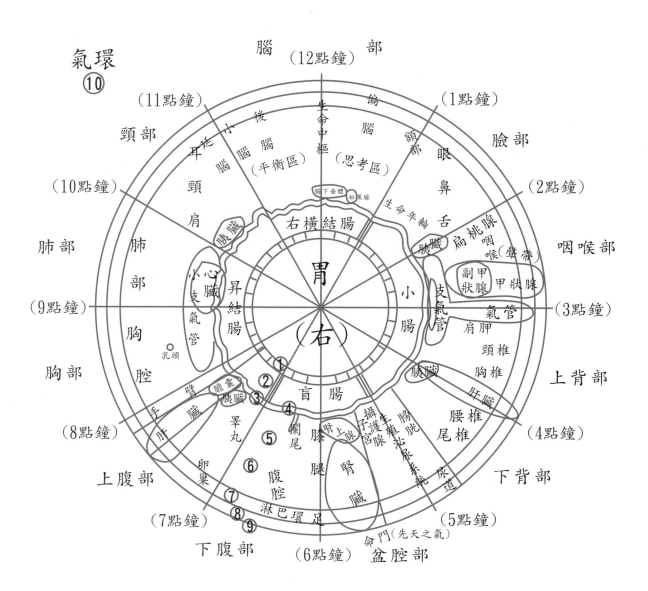

「虹膜十環」左右眼全照圖

左眼圖

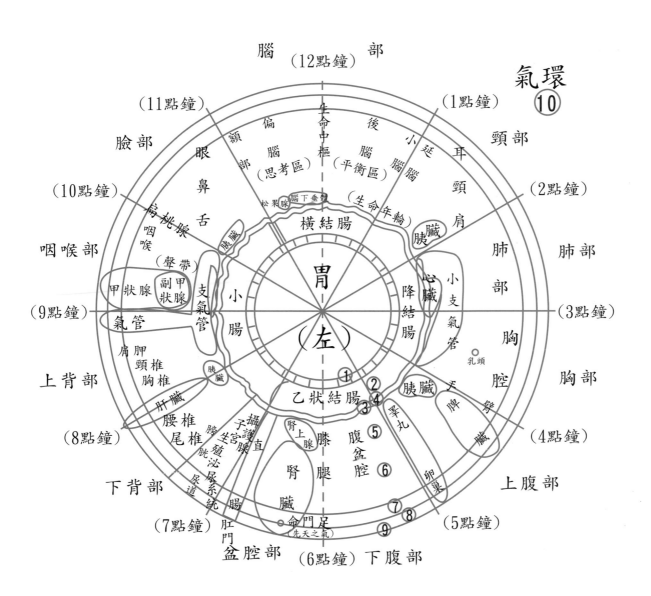

「虹膜十環」左右眼全照圖

反射鏡自照圖

(右眼)

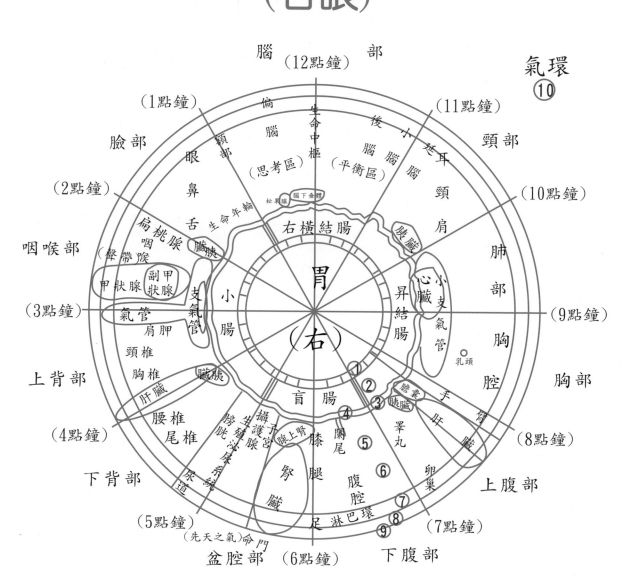

「虹膜十環」左右眼全照圖

反射鏡自照圖

(左眼)

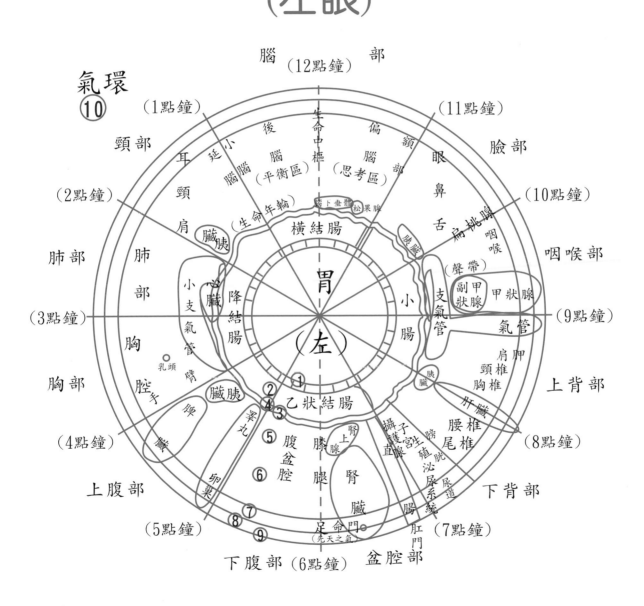

「虹膜十環」左右眼全照圖

目　錄

「整體預防保健」經典用書

　　　　　從觀看「眼睛虹膜」掌握健康資訊

　　　　　「及早預防、及早改善」，健康又長壽

　　　　　第1例：機車撞倒，「體內瘀傷」看得見（其實什麼現象都會顯現出來）（見圖）

　　　　　第2例：「長期大補湯，吃出毒素斑」（見圖）

　　　　　第3例：雙胞胎神奇的身心感應在虹膜顯現（千金難買的「早知道」，就在自己「眼睛虹膜」。（雙圖）

　　　　　第4例：學會「檢視虹膜」，忙著救人的醫師，自己也多一重保障（見圖）

　　　　　第5例：「虹膜疏壓」多年委屈，當場痛哭！（見圖）

　　　　　第6例：肺部積水　「眼睛虹膜」看得見！心服口服「40年菸癮一天就戒掉！」（見圖）

　　　　　末期肺癌患者肺葉常有「積水現象」

　　　　　第7例：「熬夜太傷身　名醫不願治」

　　　　　富蘭克林說，「早睡早起，讓人健康、富裕、睿智」

　　　　　第8例：「經常頭痛　根源在大腸（橫結腸）」（見圖）

第 9 例：天啊！簡直比算命還準（見圖）
（毒素造成疾病，在眼睛虹膜觀察下，可以看得很清楚。）

第 10 例：「虹膜」透析剖腹生產令人瞠目結舌（見圖）

第 11 例：「病根未斷 腫瘤再現」（見圖）
①觀看「眼睛虹膜」，非常有價值的是身體整體的現象非常明確，手術後復原情況以及引起疾病的根源（毒素）排除了沒有？會不會復發或轉移？可以補助中西醫以及各種診察之不足！②會對身體造成傷害的就是「毒素」，「毒素」就是一切病痛的根源③養成隨時觀看自己及家人「健康現況預報」的好習慣

第 12 例：看過「虹膜」，相信許多「手術」是不必要的！（見圖） ①西方醫事調查發現：許多「手術」是不必要的！②充滿「愛與感恩」的處世態度與心境，以及如何排出體內毒素是十分重要的

第 13 例：「小男孩長年吃炸雞、薯條」大年初一送醫急診！

第 14 例：小女生幸運「觀看眼睛虹膜」，免致殘廢！

（3）可以輔助「西醫」，早有醫院、診所運用「虹膜檢視」，效果宏著

（4）可運用於任何健康產業

（5）可以全面提昇美容、塑身、瑜珈、按摩等之效果及業績。

（6）令許多想要真正健康的人，眼見為憑；也令許多不敢面對的人輕易使用

（7）可以拯救政府財政，大幅縮小健保、醫療之龐大財政支出；並成為「健康國家」，造福大眾所必須。
①更是解決「預防重於治療」不知如何落實的最可行方法
②需要具有前瞻、遠見，真心為國家、為人民福祉的政治家來幫忙推廣

（8）可以全面提昇「全民健康」的水準及素質

（9）為國家、社會提供大量良好工作機會

（10）為國家的健康產業乃至其它許多可能藉助「虹膜」的相關行業或領域，提昇到一全新的境界

正式進入「檢視虹膜」課程

眼睛虹膜的密度（體質好壞）
①體質分甲、乙、丙、丁、戊②吃了化學肥料所培植的食物，副作用多產生於人類的第二代、第三代！體質明顯變差。③密度顯示體質④體質是可以改變的⑤體質是可以塑造的⑥養成全家人「觀看虹膜」的好習慣，「增進建康，增強體質」看得見⑦可以與專人聯絡，作每一段時間定期的拍照、儲存、放大、比較，一清二楚，健康掌握得住

①「闌尾」是人體重要的防禦免疫器官。②一般俗稱的「盲腸炎」，割掉的是「闌尾」，不是「盲腸」。③割除「闌尾」，20 年後，在「眼睛虹膜」還看得見④憩室⑤瘜肉⑥從「眼睛虹膜」看「腸相」非常清楚！⑦報紙「怵目驚心」的報導，"「腸癌」成「頭號殺手」"！⑧「瘜肉」是腫瘤的前身！觀看「胃相」就可以得知一個人的健康狀況。⑨西方醫學發現：所有慢性病的根源都和「腸道」有關！⑩任何病，要有療效，先治「腸道」！⑪發現「神秘的腸道」。⑫「若要長生，腸中常清；若要不死，腸中無屎(宿便)」。⑬精神病患與「腸道」。⑭胃腸與「惡夢」。⑮台灣成年人平均宿便 3～5 公斤。⑯孩童健康亮起紅燈，家長、政府必須正視！⑰「速食」？小心謹慎！⑱趕緊停食「反式脂肪」，反式脂肪又稱「殺人脂肪」⑲孩子們的健康，問題嚴重，急須「全面檢視」！⑳「無知也是一種罪過」，家長要善加保護孩子的健康成長，必須觀看虹膜。

3. 世界名醫也是「虹膜大師」伯納德・傑森博士，94 歲還堅定的一句話：我深信「虹膜學」這一門學識，定將利益全人類！

4. 發揚光大「虹膜檢視」，光會看「腸道」一項，就足以利益全人類

5. 腸中溼熱的宿便，可以產生 36 種以上的致癌毒素

6. 「眼睛虹膜」提供我們「每天的健康資訊」

7. 從「眼睛虹膜」看到「民以食為天」的意涵

8. 正常腸道(如圖)

9. 好的建議

10. 太多人誤解了「便秘」，延誤了「健康」！

①「便秘」就是「糞便殘留在腸內，秘而不出！秘而不出的糞便就叫「宿便」②「便秘」的危害！③現代瘟疫！—「便秘」④「便秘」的毒素可以將人從頭到腳，損壞殆盡！⑤「便秘」的形成原因

11. 台灣每年光死於大腸癌的人，就已經突破 1 萬人了，比「莫拉克」颱風造成的死亡人數多近 20 倍！

12. 伯納德傑森博士說，「坐式馬桶是現代文明中最糟糕的發明！」

第 21 章：橫結腸下墜(Prolapsus)

1. 位置

2. 現象與說明

①「橫結腸」與「腦區」有對應關係②「疲倦」是許多疾病的開端

耗體內排毒時所需要的維他命、礦物質等等營養素並產生非常多的副作用！④「藥物的副作用」是目前美國人的第三大死因！不僅只影響這一代，還會禍延子孫！「藥物」會對身體正常機制產生不利的干擾，消滅腸道益菌並使壞菌大量生長。⑤改善之道⑥許多藥物本身就是毒素，會形成「癒斑」⑦人人養成「觀看虹膜」的好習慣，健康就多一重保障

3.「可怕無機砷(砒霜)會導致全身病變」！
①從「眼睛虹膜」上看，無機砷(砒霜)隨著淋巴液，傷害全身
②無機砷(砒霜)傷害及死亡事件！

4.「染髮的人」要特別小心，留意"化學毒素"的傷害！千萬不要「美了頭髮，失了健康！」

5.「化學毒素」危險人體，危害環境，已經到了氾濫的地步！

6.家中千萬不能放置或者使用含「茶」、含砷（砒霜），以及含有任何"化學毒素"的人工樟腦丸、蠟燭、裝飾品、除蟲劑、洗浴乳、化粧品、芳香劑、清潔劑等等物品

7.「化學工業」從 1940 年起，至今還不到 70 年，已經「濫用成災」，後遺症一一浮現，對地球以及人類（含所有生物）的生存已經形成重大威脅！

8.早在第二次世界大戰末期，「生化戰劑」早已惡名昭彰，其殘忍、不人道之實驗及使用，令人髮指！
因此，疾聲喚起大家重視及警惕，並共同呼籲「民間與政府」趕緊制定最嚴謹而縝密之法規以管制化學毒素之氾濫，以免陷地球與生物淪入萬劫不復之地步！

9.「眼見為憑」帶給人們無限的健康利益

10.目前台灣「虹膜檢視」還是「預防保健」的領域，一般人切不可以幫人「看病、說病、治病」

11.治病是「正式醫生」的職責

12.長期吸入「化學毒素」幾乎就是「慢性自殺」！

（看見"壓力"怎樣造成身體受損！）
1.位置
2.現象與說明
①「長期的壓力與緊張」會影響全身各種功能，使其無法發揮最佳功效②「壓力」也會防礙人體的能量系統③依據研究，隨時懷著「愛與感恩」的心與行動是身體健康最重要的要素。世

界聞名，日本最充滿愛與感恩心的 110 歲姊妹人瑞「金銀婆婆」的金婆婆往生後，被發現有 70 多顆腫瘤可以證明④「神經壓力環」13 條，常常想自殺！⑤隨時懷著「愛與感恩」的心處世，第一個受益的就是自己。誠心推荐 江本勝博士所著「生命的答案，水知道」，心念一轉，境界就轉⑥「神經緊張壓力環」在「眼睛虹膜」的凹溝現象，明顯看出血液循環、內分泌、神經傳導等受到影響

1. 位置
2. 現象與說明

①東西方人淋巴淤塞，在「眼睛虹膜」呈現「淋巴玫瑰環」與「淋巴念珠環」②「淋巴系統」形成人體非常綿密的「防護網」

3. 多年「觀照虹膜」重大發現之一就是現代人的淋巴毒素凝結嚴重，因而形成淋巴腫瘤的人會越來越多！

①多找時間運動，特別是會流出油脂的運動②辦公室裡也可以有常態運動（小空間運動法）③乾刷淋巴、彈跳、按摩等都是淋巴排毒的好方法④很歡喜推薦 "米謝爾醫師 四週排毒聖經" 這本正統自然醫學的經典鉅作，希望大家參考⑤「乾刷皮膚好處多」！消除淋巴毒素的簡便有效方法⑥「眼睛虹膜」的「皮垢環」⑦人人本自具有的「眼睛虹膜」，可以清楚看到「淋巴毒素」凝結的位置及輕重程度⑧「專用淋巴刷」為世界名醫，也是一代「虹膜大師」伯納德・傑森 博士所研發⑨據研究，乾刷全身皮膚 5～10 分鐘，效果相當於做 30 分鐘到 1 個小時的激烈運動⑩乾刷淋巴，除了排除淋巴黏液毒素外，也會促進皮膚代謝、呼吸，使皮膚越變越好；對改善血液循環、廢棄角質、尿酸結晶以及身體內其它化學與酸性物質的排除都有很大的幫助，皮膚也會因此活躍起來⑪實際經驗「補充說明」⑫排毒應該全身同時進行，而不是只針對某一部位或器官。其它，像按摩身體、彈跳、以及淋巴水療等，都可以促進淋巴系統的流動與活化。附參考資料與圖片

1. 「血液循環」的生理功能
2. 位置
3. 現象與說明

①歐美國家排名第一的死亡率是心血管方面疾病。②每年全世界死於糖尿病的人數，令人震驚！

4. 從「眼睛虹膜」看「糖尿」非常清楚，防範方法也很容易

5. 位置

6. 本書是自 1860 年起，有「虹膜學與檢視」以來，首次提出「氣環、能量環」的理論及著作。也是第一本將「虹膜學與檢視」生理面與精神面--「完整十環」，呈現給社會大眾，具有極為重大且深遠的影響與貢獻

7.「氣環」在「虹膜學與檢視」所代表的重大意義

8. 據科學家研究：人體 90%的能量來自於「氧氣」，只有 10%來自「所吃的食物」，缺乏氧氣(Hypoxia)是誘發癌症及各種疾病的主要原因

何以只有「心臟」幾乎不會得到癌症？

9. 從「眼睛虹膜」可以清楚看見體內「細胞氧化」（像生鏽般），形成「過氧化脂質」，以致造成器官、組織受損，病化、癌化的癥象

10. 血液中「氧濃度」在 60～70%，人會很舒服；低於 60%，「疾病」就會陸續產生！維持生命，最低濃度 52%，人會呈現「半活著、半健康」，不怎麼有生命力的狀態！

11. 身體最佳的含「氧」量濃度是 80%，可以讓身體能量發揮最大效果，並會大量排毒

12. 近百年來，大肆工業化，使地球的氧氣含量快速減到 21%以下，並逐年減少中

13. 政府與民間應即全面檢討、改善現有辦公大樓、圖書館、套房乃至遊覽車、公車等各種密閉式空間設計方式，務必以流通、有氧、接觸自然為優先

14. 值此時機，適時定出「氣環」，已將「虹膜學」完成整理成為一門全方位活生生的健康科學體系

15. 現象與說明
①「氣環」乾淨、白晰又有光澤是很好的健康相。②「眼翳病」（見圖）

16. 生命的能量「氣環」（能量環）也會以「光」的形式展現出來，被科學家稱為「人體生物光」
①已經運用到醫學研究上。②實驗發現，「能量光環」會隨著每個人心念及大腦的思維變化而產生不同的強度。③遠紅外線等好的生長光波能補助「能量光環」，做成商品，對人體健康有益。④長期暴露或置身於電磁波環境下，可能造成許多危害！

17.「因應之道」
①加強運動與養成深呼吸的習慣。②細胞食物(CELLFOOD)，會在體內釋放出大量氧氣與水供細胞使用。③令人驚喜的是，最

新科學發現，新鮮空氣可以很容易製造

18.講到「虹膜學」，就一定要提到「氣環」，提到「氣環」，就一定得提到「愛與感恩」。愛與感恩，勝過一切靈藥。①「愛與感恩」的無窮力量。②人體平均 70%由水組成，只要心情開朗，體內水健康乾淨，血液循環流暢，幸福的泉源就會源源不斷。③發怒時，千萬不可餵奶。④科學證實，「水」會聽話，會聽音樂，還會看字。⑤時時「存好心、說好話、做好事」非常重要。⑥從「眼睛虹膜」看得見，心中有愛，眼睛會清澈明亮，還有光澤。⑦懷著怎樣的心去做，就回報怎樣的世界給您

「愛」的眞義

19.第一天做事，最後一天做人

20.心改變，態度就改變！態度改變，習慣就改變！習慣改變，人生就改變！健康與命運又何嘗不會改變呢？

21.地球的「大氣環」已經異常，會影響到一切生物體的「小氣環」

22.長壽基因 Cisd2 找到了！他們說，長壽基因在日常天然有機蔬果中就具備了

23.「癌先生」，克萊斯，深入調查 1918 年造成千萬人死亡的世界大流感後，明確指出：「經常攝取植物性食物的人，可以逃過流行性疾患（流感、疫病等）的浩劫！」

24.未來的世界，最需要的是「感恩的心」，感恩從「知足」做起

25.轉危機、災難為安全、祥和，急須每一個人參與和努力

26.祝福每一個人暨大地之母地球以及一切

氣環‧愛與感恩 虹膜學的世紀突破！

吳長新
中華民國科學氣功學會理事長

「從眼睛虹膜看健康 定將利益全人類」，由本書的書名，就知道作者的目標必然是：「推廣虹膜學，利益大眾」。

有幸先睹為快，翻閱初稿，感觸作者的用心，將多年實際經驗見證寫入，並積極蒐集各方面對大眾有益的資訊，尤其是將整個虹膜學完整的十環暨使用的「三項原則」、「各國政府法律所承認的科學性」、「法律地位」、「準確性」、「虹膜學的十大利益」、「虹膜學自古到今的發展傳承」，都詳實的敘述出來，堪稱是一本目前個人見過最完備又普及化的虹膜學經典著作。

本書是自 1860 年有「虹膜學」以來，首次具體提出「氣環」、「能量環」理論的著作，也是第一本將「虹膜學與檢視」的生理面與精神面--「完整十環」，完整呈現給社會大眾的著作。對全球「虹膜與檢視」的發展，以及利益大眾健康，具有極為重大且深遠的影響與貢獻，深信定將利益全人類。

作者在本書中特別提到二項重大的發現，與本人數十年來研究推廣「新傳統醫學 整合療法」的精神非常一致：「氣為生命的根本，愛與感恩是生命健康成長的原動力」。

作者將其自我觀點在書中敘述的很清楚，其重點如下：第一項是「氣環」，「氣環」包覆整個眼球，就像地球的大氣層一樣，是氧氣、活力、光澤及生命的顯現區塊，沒有氣就沒有生命。

近數十年來，化學工業的大肆氾濫，破壞了大氣結構，促使天災地變，相對應的是人體虹膜小氣環的混濁與疾病的叢生，可見大小宇宙確實是相互對應的。

因此，人類要活的健康，一定要愛護地球、重視環保，這在「虹膜學與虹膜檢視」上，具有非常重大的意義。

第二項也是首次在「虹膜學與檢視」上提到的重大發現：「愛與感恩」的影響力！

世界著名的長壽雙老人，日本 110 歲的金婆婆與銀婆婆。在金婆婆往生之後，竟然發現她的體內有 70 多顆的大小腫瘤！可見腫瘤是否變成癌症，確實與每個人抱持的生命態度有關，金婆

婆就是永遠抱持著「愛與感恩」，開朗、親和、誠懇、微笑的面對每一天、每一個人，才不致使體內的腫瘤轉化成惡性（癌症）。

「愛與感恩」勝過一切靈藥，已獲得科學的證實，並對於過去、現在與未來，人類身心的健康，以及大地之母--地球的健康，皆具有關鍵性的作用。

未來的世界，最需要的是「感恩的心」，感恩必須從「知足」做起，從愛護別人、愛護地球、愛護一切做起。人人反躬自省，去貪止慾，才能使身心健康，並且清淨自在、知足常樂。不要一味地往 外馳求，變成物慾的奴隸，弄到身心俱疲、一無是處，美好的地球都保護不了，卻要登陸枯燥的月球，實在顛倒至極。真是溯本求源，一針見血的絕妙見解！

人人都有「虹膜」，應該珍惜上天賦予的原始寶藏，善加應用並學習正確的各種「健康養生」方法，養成平時自我診病、自我保健的好習慣。所謂「有病看醫生，健康靠自己」，健康是靠自己，不是靠別人，更不是靠醫生。「虹膜學」的普及，可以讓每一個人及每一個家庭輕易做好「預防保健」，並可做為診療的重要參考；「虹膜」學習簡易，配合上物美價廉的專用器材，更能加速個人暨家庭在學習與實用上的進程及效果，值得大家的學習與推廣。

作者經過約十年的學習、研究與努力，終於寫成大作，樂為之序！

非常推崇「預防醫學」，尤其是對「虹膜學」的用心及努力

留美預防醫學博士著名養生保健專家

黃康寧博士專長：預防醫學
免疫醫學
抗老化醫學

本人從事預防醫學多年，一直以推廣「預防醫學」為志業，原因有二：

第一：我敬愛的家父於五十五歲時，猝死於心、腦血管疾病，從預防醫學的角度來看，我的父親是死的冤枉，為什麼？因為現代的「預防醫學」非常的發達，如果運用預防醫學的三步曲（早期發現、早期改善、早期治療）即可在病變的前身（潛伏期），化有形於無形，化病灶為無病，將病根連根拔起，徹底杜絕後患。許多家庭負責經濟支柱的青壯年主人，即可避免猝死所造成的家庭不幸悲劇，俗話說：「一人中風，全家發瘋」！沒做好預防保健，確實要承擔許多可怕的風險。

再者，以過去的醫學檢驗技術，許多惡性腫瘤細胞必需長到超過一公分以上，才能有辦法用病理切片或照射檢查來發現，可是往往為時已晚矣！因為一公分以上的惡性腫瘤細胞代表癌細胞的N次方複製分裂速度，非常可怕，已製造產生超過一億個以上的惡性癌細胞，而更可怕的是，這已足足俱備在身體流竄轉移的能力，所以為什麼人人談癌色變，即是我特別呼籲預防醫學的重要性。

第二：日本政府在一九七四年到一九九四年的二十年間，發現其國家的醫療保險費用支出節節上昇，成長了二百三十倍，因此警覺與檢討後瞭解「預防醫學」的重要性而大力的推廣發展「預防醫學」，目前在亞洲國家已列為最長壽的民族，也是「預防醫學」發展最成功的一個代表性國家。反觀台灣的健保制度，醫療費用的支出已入不敷出，出現嚴重的赤字危機，故全世界的醫學主流已逐漸加強在「預防醫學、免疫醫學、抗老化醫學」的三大目標上邁進。

本人站在「預防醫學」的專業上，非常推崇吳邦新、吳長新教授兩位專家學者對「預防醫學」，尤其是虹膜學的用心與努力，也誠摯希望我們國人同時可以因為對預防醫學的重視，而終身免於「病苦」、「癌苦」、「猝死」的不幸與折磨。

自 序

年輕時候，讀到國文課本，<u>中國亞聖孟子</u>曰：「觀乎眸子（虹膜），人焉廋_{ㄙㄡ}哉（什麼都隱瞞不了！）」，留下非常深刻的印象。

我深深相信，聖人不會騙人，但是「眸子」指的是什麼呢？「眸子」又要怎樣去觀呢？自此一直存在我的腦海中。

直到多年前，第一次聽到「虹膜學」，聽說有人可以從「眼睛」裡，清楚看見全身的健康狀態，心中就充滿著興奮與期待。

我的第一個想法就是，太好了！如果確實的話，一定可以利益全人類。

經過用心學習以及多年來，幫數千人看過眼睛虹膜，大家的反應都覺得很不可思議，很準，對恢復健康很有幫助。同時，我也教過許多不同行業的人士，包括：老師、公務員、中、西醫師，法官、企業老闆等等，也得到他們的認同、支持及鼓勵。

這讓我更加堅定信心，希望能夠快速推廣普及到每一個人及家庭。尤其在這毒素、病苦充斥的年代，實在太有意義。

目前，各國「虹膜學」的著作不多，加以不夠完整，有的不夠正確，有些太過專業，因此若能撰寫一本深入淺出，講得清楚明白，又能完整詳實的書本；同時，還要有簡單、便宜又實用的小小儀器，人人易學，家家可用，自然能夠迅速推廣開來。

因此，以自己長年的經驗與知識，並用心蒐集、參考了許多寶貴的資料，終於順利完成這本著作。在這當中，要特別感恩上地下皎恩師、許聖河神父，同時還有鍾傑醫師、吳長新教授、蔡冠漢博士夫婦、林鳳軒老師、鍾慧美老師、李加晶博士兄妹、以及邱文禮兄、蕭先生等等前輩、同好們的指教、鼓勵、支持與幫助。

能夠正式出版這一本著作，確實不容易，祈願一切大眾都能從觀照「眼睛虹膜」中，得大利益，免於疾病，得到健康、幸福的人生，並且領悟到生命的真諦，不僅照亮了自己的身心，也照亮世間的一切。

宗　旨

　　本書宗旨，非常非常的單純，就是希望發揚光大「虹膜學與檢視」這門古老的新興科學，能夠普及全人類，永遠利益大眾，利益大眾，利益大眾。

　　也就是要喚醒大家，不要一味地往外追求，不斷節外生枝，應該要趕緊反躬自省，返璞歸真，學會運用人人本有的無價寶藏「眼睛虹膜」，掌握從體內隨時傳遞給我們的健康資訊，做好「預防保健」，以期人人健康、長壽，家家幸福、美滿。

　　用最安全、簡單的方法，保障自己及家人的健康，永遠遠離病苦以及不當醫療的折磨與傷害！

　　「虹膜檢測」早在歐、美國家默默推廣了近 150 年，不僅未被淘汰，反而越傳越廣，傳入了世界各國，利眾無數。

　　只要一副小小超便宜的儀器或者一台較專業的檢測儀，就可以隨時看見身體的問題所在及改善健康的方向與重點，卻不會有任何疼痛、傷害或危險的檢查風險存在。

　　可以預見的是，「虹膜學與檢測」定將是未來人類「預防保健與配合診療」上，光耀燦爛的巨大救星！

　　實在值得大家的學習及推廣。

同時，本書也傳遞兩項重要訊息：

　　第一：「眼睛」確實是小周天、小宇宙的縮影。「氣環」（白眼球）包覆整個眼球，就像地球的大氣層一樣，「胃環」（瞳孔與玻璃體）是地核，「虹膜」（黑眼球）是大地，有山（筋骨），川（血管）、湖（淋巴）、海（五臟六腑）與通訊（神經傳導），非常不可思議。

　　「氣環」也是氧氣、活力、光澤及生命的顯現區塊，沒有氣就沒有生命，尤其近數十年來，放任工業化及化學工業的大肆發展及氾濫，人心的貪婪與自私，使得大地污染，氧氣銳減，「大氣環」也受到嚴重破壞，天災地變超出想像的快速及劇烈，相對應的是人體眼睛虹膜與「小氣環」的混濁與疾病叢生，可見大小宇宙是相互呼應的。

　　人類要活得健康、長壽，一定要淨化人心，珍愛地球、重視環保，這不僅在「虹膜學與檢視」上，具有非常重大的意義，更關係著一切生物的生死與地球的存亡！

　　第二、未來的世界最需要的是「感恩的心」，感恩必須從「知足」做起，從愛護別人、愛護地球、愛護一切做起。「愛與感恩」勝過一切靈藥，已經獲得科學證實，對於過去、現在及未來，人類身心的健康存續，以及大地之母--地球的美好，都具有關鍵性的作用，是扭轉世界的樞紐。

　　世界著名的長壽雙老人，日本 110 歲的「金、銀婆婆」。在金婆婆往生之後，竟然發現她的體內有 70 多顆的大小腫瘤！都沒有轉變成癌症，因為大家曉得「金銀婆婆」所抱持的生命態度，就是永遠的「愛與感恩」，誠懇、開朗、親和、眞心、微笑的面對每一天、每一個人。

　　同樣已經 110 歲，還非常非常健康的新加坡國寶級人物--許哲女士，她一天只吃一餐生鮮蔬果，所穿衣服都是從垃圾堆裡撿來的，卻隨時把金錢財物捐助給需要的人，67 歲時獨力在新加坡創辦養老院，照顧許多無依老人，還受邀到泰國、緬甸、馬來西亞等國去協助當地的慈善機構設立養老院。

　　她所堅持的信念就是，「珍愛一切，感恩一切」，她不斷用愛心付諸行動來實踐她的信念。她透露她健康長壽，長保喜悅，就是「今天起來今天做工，不停的做工，做人間的義工」。她 110 歲了，仍然動作敏捷、耳聰目明，她的每一天都在利益大眾，感動無數的人。

　　人類「科學」的基本精神在實事求是，在教大家不要迷信，然而，人類最大的迷信，卻是「迷信科學」，迷信「科學」可以造福一切。卻忘失了每個人自身原有的無盡寶藏，事實上，「愛與感恩」的心及力量，可以無盡的發揮，不僅眞正造福自己，造福他人，更可以造福世間的一切。

　　「愛與感恩」是世間最大的力量，讓「幸福」源源不絕的流出，滋潤人心也長養一切，若世間都沒有了愛與感恩，相信沒有一個人可以快樂地生活下去。

　　經典上有則故事，非常發人深省，就是過去有一個人，突然被毒箭射中，正巧，他旁邊有位醫生，可以救他，立刻要幫他把毒箭拔出。但是，中箭的人卻死也不肯！他要求醫生等他先研究清楚，這支箭是什麼人射來的？為什麼要射他？這支箭是從甚麼方向射來？材質是什麼？箭上毒藥又是什麼？…充滿了「科學精神」，卻忘記了「生命」的無常與短暫！「科學」是人生的態度與方法，卻不是生命的全部，就像勇氣、親情、智慧與愛，都不是科學可以衡量的！。

　　在此，不僅毫無反對「科學」的意思，相反的，更要以科學般冷靜的思考，善用科學的益處，找回人人原有的寶藏與幸福。

前　言
「虹膜」顯現全身健康狀態的生理原理

　　一顆水晶球，可以將四周景象全部攝入而不會重疊錯亂，這種以小攝大的功能，就是中國傳統醫學所謂的「生物全息」，像足部（按摩）、頭皮（針）、耳朵（針）等，都是人體全身的縮小版。透過神經傳導的反射與投影，一個部位可以反應全身的狀態。「眼睛虹膜」即是全身最精密器官，也是全身唯一用目視即可清晰判讀的完整全息顯像記錄器。

　　在生理學來說，「眼睛虹膜」是大腦的延伸，密布成千上萬的神經網路、微細血管、肌肉纖維等，並和全身所有器官、組織相聯結。同時，神經纖維透過視神經、脊椎神經等接收全身每一條神經所傳遞出來的訊息。（也因此，神經系統組織尚未發育成熟的嬰幼兒，就無法從虹膜上去觀察。）

　　眼睛不僅可以如照相機、錄影機般攝取外面的影像，同時也會將體內的狀況顯現到「虹膜」。「虹膜」是全身健康狀況的記錄器，更是全身健康狀況的「顯像液晶螢幕」，隨時傳遞身體各部位的健康訊息，讓我們知道。

第 1 章
「完美虹膜，完美健康」

一個完美的「眼睛虹膜」，是光亮緊實沒有坑洞、沒有裂縫、沒有色素沉積、沒有斑塊、沒有變形扭曲、沒有異常現象，各部位都呈現出完美勻稱、界線明顯、圓融的健康狀態。（見圖）

「虹膜檢測」就是運用簡單儀器檢視虹膜上的各種異常現象，以瞭解全身各個部位的健康狀況。當完美虹膜出現異常變化，就表示有毒素沉積、損壞、功能受阻、減退或者生病及其他問題。

「虹膜檢測」幫助個人及家庭在自我健康上作最佳預防及保健的工作，可以隨時看到、比較、警覺、改善、追蹤，以及做為治療中與後續的復原、調理的比照參考，能夠真正落實「預防保健」早期發現，及早預防，「防病、防癌、防疫、防猝死」之最大功能。

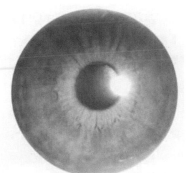

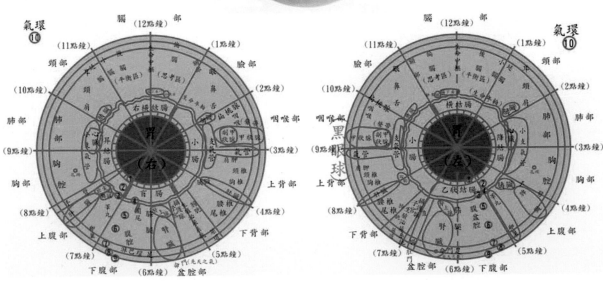

第 2 章

看得見的「預防保健」方法與實證（實例）從觀看「眼睛虹膜」掌握健康訊息及早預防、及早改善，健康又長壽

　　用最簡單的方法可以看見自己及家人全身健康狀態，作為重返健康，預防疾病的依據，是多麼美好的事情。

　　已經判讀過成千上萬人的「眼睛虹膜」，讓許多人都能夠及早從預防得到實質上的改善效果而免除疾病，這是「虹膜檢測」最值得欣慰的事情，同時也彰顯了「虹膜檢測」的不可思議功能，確是全民「預防保健」的最佳工具，並將利益全人類。現在，舉出一些實際例證，供大家參考：

看得見的「預防保健」方法與實證(例證)

第 1 例：
機車撞倒，「體內瘀傷」看得見(其實什麼都看得見)

　　前兩到三年，一直在一些國營事業單位幫許多員工們義務看虹膜。有一次，一位太太也請我幫她看，赫然發現，她的左眼「眼睛虹膜」裡，顯現出從胃壁到某些臟器乃至部份血管、皮膚，都有一大片的瘀血，就問她最近左半身是否有跌傷或者是被撞傷？

　　她嚇了一跳，說上個禮拜，騎車時，被一位年輕騎士從左邊撞倒受傷！

　　我建議她，體內還有一大片瘀血，需要活血化瘀，最好去看醫生，她欣然接受。（見圖）

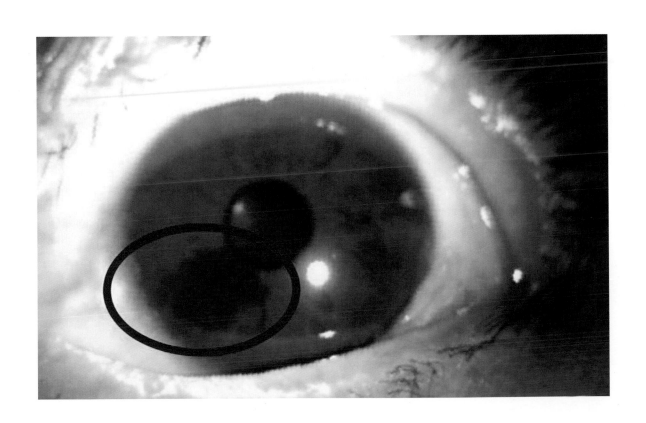

第 2 例：
長期大補湯，吃出毒素斑

　　有位長期吃素的婦人，每周都固定到一家素食店去吃一大鍋的中藥大補湯，吃了半年。在一次偶然的機會，來觀看「眼睛虹膜」竟然發現肝臟上一大顆的毒素斑，令她大吃一驚！幸好，看「虹膜」，讓她及早發現，趕緊到醫院去接受檢查。

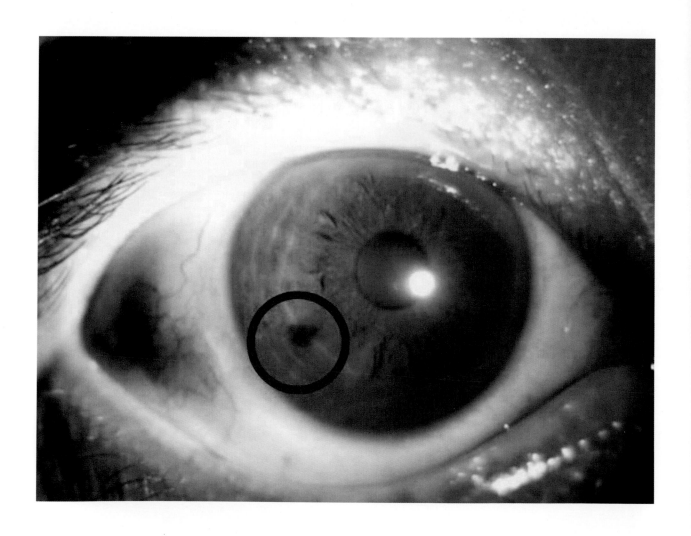

第 3 例：
雙胞胎神奇的身心感應在「虹膜」顯現

這是我多年來從事「眼睛虹膜」觀察健康狀況，所遇見的一個十分特殊的例子。

2007 年，朋友請我到<u>中和</u>的一個新村，為一群人觀照「眼睛虹膜」，有一對 17 歲的雙胞胎兄弟，看哥哥時，發現「虹膜」裡有地震波紋般的受震紋。

我知道他有受過嚴重撞擊，於是問他母親，他的母親驚訝的回答，「在幼稚園的時候，從學校的司令台跌下！」原來如此。接著看他雙胞胎弟弟，真奇妙！竟然也有相似的震波。

他們母親聽了又一次驚訝！才說，確實神奇。有一次哥哥因病住院一個禮拜，瘦了 4 公斤，回到家裡，弟弟也同樣瘦了 4 公斤，真是不可思議。

身心的感受，身體會做出回應。至於雙胞胎的心靈感應，這次從「眼睛虹膜」看出端倪，**確實不可思議，可見一斑。**

（見圖）

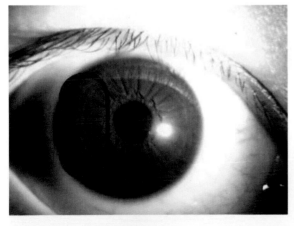

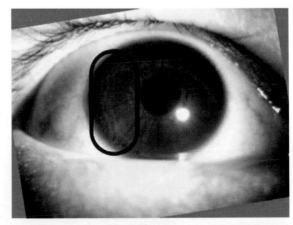

（兄）　　　　　　　　　（弟）

「千金難買早知道」：「眼睛虹膜」就在自己身上，隨時都可以「早知道」

第4例：

學會「檢視虹膜」，忙於救人的醫師，自己也多一重保障

　　有位很有名氣的醫師，身強體壯，在他學習「虹膜檢測」前，先幫他照「眼睛虹膜」，赫然發現左邊腎臟部位，有很長的一道凹溝，（很可能是"慢性腎臟病"）（見圖），令他震驚而慶幸，因為能夠及早發現而及早預防疾病。

　　「虹膜學」是一門非常好，非常有價值，可以早期發現的「預防保健法寶」，是無庸置疑的。尤其是身處第一線忙於救人的醫生，更要學會「虹膜檢視」，讓自己的健康也多一重保障！

　　「千金難買早知道！」如果能夠早期發現自己及家人身體健康上重大問題之所在，及早預防，正是「預防保健」的價值所在。

　　我們經常可以看到新聞報導，像前行政院長<u>孫運璿</u>先生的中風、現任副總統<u>蕭萬長</u>先生罹患癌症，以及許多國家的棟樑人才或者名人，突然「癌症末期」，或者「猝逝」，令大眾驚訝及惋惜！如果他們都能夠平日稍微觀看一下自己「眼睛虹膜」或者請專人看，相信一定能夠及早發現徵兆，及早警覺，相信許多疾患都可以避免發生的！

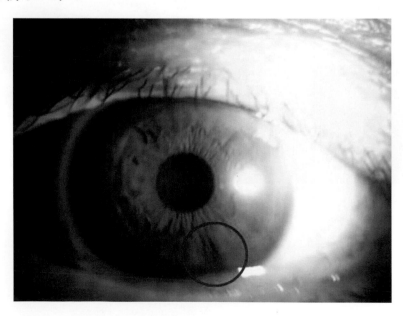

第5例：
「虹膜疏壓」多年委屈 當場痛哭！

　　觀照「眼睛虹膜」，有多次令人疏解壓力，一吐心中委屈，當場痛哭的經驗！有一次受邀到<u>苗栗</u>為一群朋友觀看「虹膜」，有一位中年男士，坐著輪椅，呆在角落，默默的不說一句話。當我幫他照過「眼睛虹膜」，我只輕輕的說，「您受了很多委屈！」他立刻放聲大哭，全場驚訝得不得了！讓他哭了好一會兒，舒發了多年的委曲和壓力，這對於身心都有助益。（虹膜上有許多條不當的壓力環！）（見圖）

　　原來他的太太漂亮活潑，工作能力與人緣都很好，有些瞧不起他。剛開始他用「吃」來疏壓，越吃越胖，太太更瞧不起他，於是只有猛唱卡拉ＯＫ，其他時間，就頹喪的坐在輪椅上，不吭不響。

　　回<u>台北</u>前敦請他們的朋友，好好勸導、鼓勵他們，珍惜姻緣，珍重健康。日日好日，月月好月，年年大好年。
祝福他們，也祝福大家。

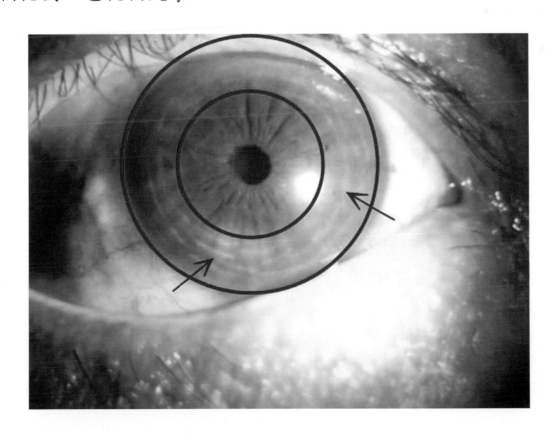

第 6 例：
肺部積水，「眼睛虹膜」看得見！「40 年菸癮一天就戒掉！」

「身體髮膚受之父母，不可毀傷。」愛惜身體，注重健康，自古對中國人來說，也是「孝」的一種。

去（2008）年受邀到內湖去幫一群好朋友「觀照虹膜」。有一位大哥，大約 6～70 歲，身體強健，個性厚實，聽説武術高強，夫妻感情很好。

幫他觀看「眼睛虹膜」，發現他的體質紮實，但是肺部發黑，並且已經有浸潤（潮溼、積水）的現象。（見圖）當我説出來的時候，令在場的人，都嚇了一跳，特別是他的太太。至於其他部位也有毒素斑，在「預防保健」的立場，是要「趕緊改善」的情況！鄭重的勸他，要立刻戒菸了。

他太太立刻表示十分讚同，並關心的説，他每天菸抽得厲害！已經抽 40 年了，怎麼勸，就是戒不掉！今天可親眼看見眼睛裡面所顯現的毒素和嚴重程度了，一定要戒菸！這位大哥也很有魄力，當下説「戒」！後來聽説，真的戒菸，並勤作運動，身體氣色都好很多，衷心祝福他們。

當時，**還有一項驗證，令他們夫妻以及在場的朋友們對於「虹膜檢測」心服口服，覺得不可思議！**

就是我説從左眼看，體內有一道不尋常的「重力扭痕」！（見圖）這位大哥驀然想起，去年回中國大陸，遇到一位高人幫他調理身體時，曾經大力扭轉他的身體，想不到在「眼睛虹膜」裡也看得出來！見圖（右肺 左腸道）

藝人文英，肺癌過世

報載資深藝人文英，菸齡數十年，經常咳嗽，也不以為意。今（2009）年 2 月被診斷為肺癌末期，僅隔數月，於 8 月 9 日即病逝於台大醫院。令許多朋友傷心又不捨。而**末期肺癌患者肺葉常有「積水現象」**，會喘不過氣，非常痛苦！治療起來更是相當困難！奉勸癮君子朋友們，**趕緊照一照「眼睛虹膜」**，往往會被嚇

到，就會戒菸才能避免惡疾！挽回自己寶貴的健康與生命，也使家庭幸福更有保障，一舉數得。

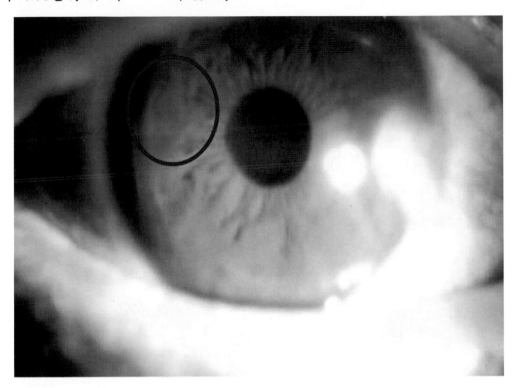

肺部浸潤

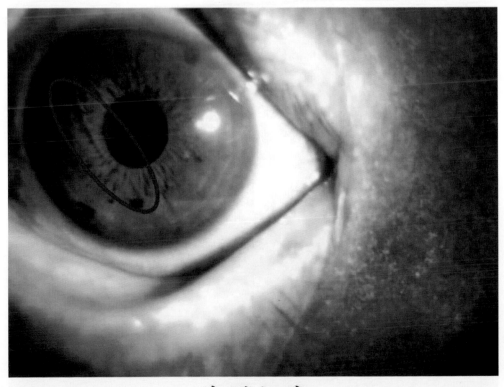

身體扭痕

第 7 例：
「熬夜太傷身　名醫不願治」

「熬夜」的人越來越多，還有所謂的「夜貓族」！「熬夜」對身體的損傷超乎想像；許多人工作關係，像警察，值夜班的醫護人員，保全人員等等，為了大眾的安全福祉，值得敬佩、感恩。但是仗著年輕，或者習慣晚睡，就有必要改變了。

曾聽過有名醫「拒絕幫習慣熬夜的人治病！」因為，**經常熬夜，不容易根治疾患！**

從「眼睛虹膜」審視，熬夜整晚，整個身體迅速暗沉、身體疲倦、細胞氧化，肝、腎等五臟六腑弱化，有疾患處會加深毒素，很可怕！真的可以「眼見為憑」（見圖），怪不得<u>北京</u>有位很有名的醫師即宣稱不幫熬夜的人看病，因為治不好。另一方面，夜晚陰氣盛，要有好身體、好運勢，作息一定要正常，**儘可能不要熬夜。**

警惕自己，也警惕大眾，**儘量晚上 11 點前睡覺，連續 21 天**，就會養成良好的習慣。

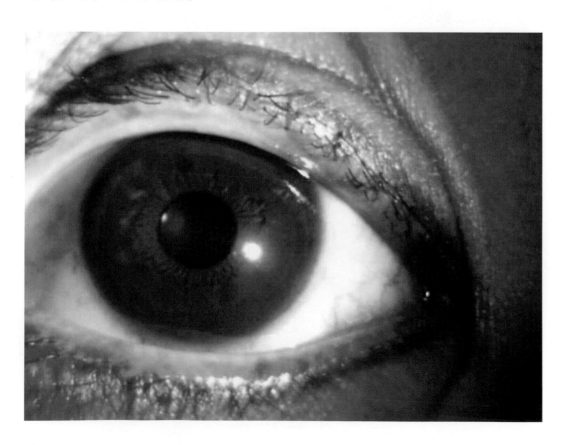

早睡早起，讓人健康、富裕、睿智

發現電力的偉大科學家<u>富蘭克林</u>說：「早睡早起讓人健康、富裕、睿智。」<u>英國</u>一位著名的戲劇家，也浪漫地將許多現代認為是浪費時間的「睡眠」，比喻為「自然輕柔的照護」以及「生命盛宴中的主要滋養」；而在醫學臨床上也有愈來愈多的證據顯示，足夠的優質睡眠，對心理和生理的修復以及健康；有莫大的幫助，可以讓一個人在白天的活動中充份發揮效能。

同時，人類自然分泌褪黑激素的時間，大約是晚上 9 點到清晨兩點，如果能在褪黑激素分泌後的 2～3 小時內上床睡覺，將能獲得最佳的睡眠品質。

人體的五臟六腑有一定的排毒時間：晚上 11 點至凌晨 1 點是膽排毒的時間、凌晨 1 點至 3 點是肝排毒的時間、清晨 3 點至 5 點是肺排毒的時間（所以感冒的人在這段時間咳嗽最劇烈，因為排毒機能已經循環到肺經，不應用止咳藥，以免抑制廢積物的排除）、清晨 5 點至 7 點是大腸排毒的時間（宜排便）、清晨 7 點至 9 點是胃活動的時間（宜吃早餐，吃的東西最容易消化，也不易變胖）；另外，半夜至凌晨四點是脊椎造血的時間，必需熟睡，膽、肝的排毒，也必須在熟睡中進行，換句話說，人體必需在晚上十一點至凌晨四點保持熟睡狀態，才不會混亂自然的排毒過程。所以說「早早睡，早早起，眼睛、鼻子都歡喜；晚晚睡，晚晚起，渾身上下沒力氣。」

※人類自然的睡眠需求大約八小時，**睡眠時間過短或過長，對健康均有不良影響**。根據研究，每天睡眠時間不到四小時或超過十小時的癌症患者，比每天大約睡七、八小時的患者更早死。

※黑暗會讓大腦認為現在是晚上，為了擁有一夜好眠，睡覺時宜拉上不透光的窗簾，或戴上眼罩，並保持臥室的安靜清爽；冬天穿襪子睡覺，或在腳邊放個熱水袋，**溫暖的雙腳能幫助入睡**，但過度的溫度又會造成睡眠中斷，所以不要將暖氣的溫度調太高。

※ 就寢前九十分鐘讓雙腳泡熱水半小時，能提昇睡眠品質；另外睡前運動也是一種睡眠訊號，**不要小看睡前幾個簡單的運動，它能達到類似腳泡熱水的效果。**

※ **晚上八點以後儘量不喝太多水**，以免半夜起來上廁所；在浴室或走道留一盞夜燈，避免半夜起床時開燈，把自己弄清醒了，因為人在進入睡眠狀態時，即使對一般燈光，也會產生強烈反應。

※ **就寢前五個小時要避免咖啡因、尼古丁、酒精的攝取**，儘管它不會讓你睡不著，也會破壞睡眠品質；另外，請在**睡前三十分鐘停止思考令人操煩的事。**

※ **將臥室和床留給睡眠**，如果在床上看電視、吃點心、打電話、寫作業，會暗示大腦清醒的訊號，影響睡眠品質。

※ **早上起床後最好立即走出房門**，因為陽光會讓人迅速清醒，許多醫生建議病人，最好連刷牙都在陽台進行。

※ **不要不吃早餐**，事實上，早餐吃得愈少的小朋友愈胖；早餐吃得好、午餐吃得飽、晚餐吃得少。

※ **睡前四個小時吃晚餐，會消化得更好，燃燒更多的熱量，同時睡得更好。**為降低吃宵夜的欲望，最好在晚餐後便將廚房的燈關掉，因為光線會暗示大腦攝取熱量，黑暗會告訴身體，該是停止進食的時候了。

※ 喜歡邊看電視邊吃東西的人，請選擇健康點心，但這種飲食文化大多出自一種習慣，並非真正的饑餓需求，可以嘗試做些手工藝，如繡花、打毛線等，讓你的雙手有事做；糖果、餅乾和蛋糕等食物中的單糖，只能短暫提高血糖，保持大約二十分鐘的提神效果，然後，血糖就會下降，讓人比吃點心前更無精打彩，所以要儘量減少吃零食。

※人體內的細胞需要維生素和礦物質才能運作，根據研究顯示，**維生素和食物一起服用，更容易被吸收**，因為裝滿食物的胃排空的時間比較久，相對研磨、吸收維生素的時間也會比較長。

※白天車禍的高峰時段通常是在午餐過後，因為人體為了消化剛吃進去的午餐，會將血液集中到胃部，造成腦部昏沉，俗稱「**午餐後的低潮**」，所以睡眠專家支持實施辦公室的午睡時間，因為午餐後小睡片刻，確實是一種生理需求，即使**中午 11 點～下午 1 點間能睡個 5 分鐘，也都是一種健康的生活習慣**，能提高生產力，降低犯錯率。

※**運動能減緩腦部退化**，養成每天固定運動三十分鐘的習慣，以戶外運動、清晨陽光和一頓營養均衡豐盛的早餐，展開一天的活動。

※**行動電話很方便，但輻射很強，不要放在胸前口袋或腰際，最好能另外用一個袋子裝著。**（據調查研究，台灣許多手機都電磁波太強，不符國際標準，SAR 值過高，對人體不利，大家務必警覺！免得無形中一直受到傷害。）

參考資料：2003 年 12 月 21 日・國立國父紀念館，上地下皎法師淨化人心佛學講座「談如何預防現代病～掌握幸福的人生」。暨閱讀地球文化公司「生理時鐘療法」、琉璃光養生世界季刊。在此並向以上參考資料之作者能夠利益大眾，致上最崇高敬意及感恩之心。

第8例：
經常頭痛　根源在大腸(橫結腸)

　　有一回禮拜天，到<u>桃園</u>幫一家新開幕公司員工「觀看虹膜」。看了一位中年人，我說：「您頭上有4個地方會痛！是不是？」他睜大眼睛說：「你怎麼知道？」

　　我指給他看電腦螢幕上，他的「眼睛虹膜」（見圖），明顯的頭部腦區有4顆很深的毒素黑點，根源是來自於橫結腸的宿便毒素，經年累月的刺激破壞所致，「虹膜圖上」一清二楚。因此，治療頭痛是「標」，趕緊清除腸道宿便毒素，改變飲食習慣，多吃天然有機蔬果是「本」。

　　所謂「對症治病，藥到病除」。找到「症」，找到「病根」，非常重要！

　　檢視虹膜，能夠看到問題的根源，在「預防保健」上、以及中、西醫醫療上，真的是可以提供非常珍貴的參考。

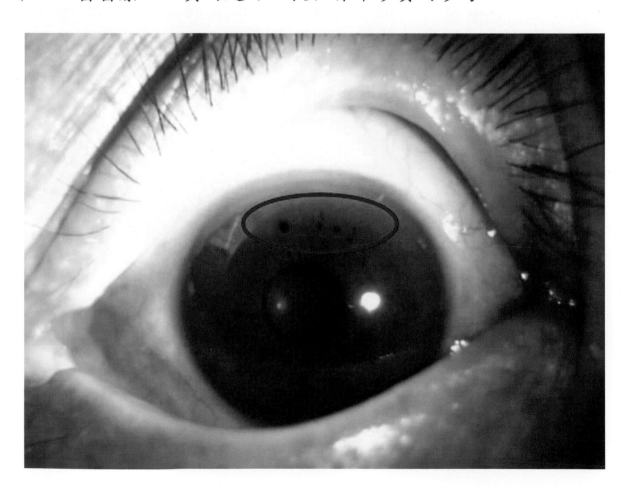

第9例：
天啊！簡直比算命還準

多年前，到一所公家機關，為一些同仁看「眼睛虹膜」。

我從不詢問任何問題，只是把我在電腦螢幕上所看到的現象，誠實的告知來看的朋友。

這天，來看的一位年輕女士，我當場指著電腦螢幕上她的「右眼虹膜圖」同她說，您的右邊乳下有問題，很毒的毒素斑，最好趕緊去醫院做檢查，並說出毒素的根源，還有哪些要注意事項及建議。（見圖）

她沒說什麼，只客氣的說聲「謝謝」，就離開了。過沒多久，她的同事，也是我的老朋友跑來跟我說，喂，吳老師，我的同事○○○說，天啊！簡直比算命還準，她上個禮拜才去過醫院檢查，就是那個位置長了腫瘤！她的情緒很低落。

毒素造成疾病，在「眼睛虹膜」觀察下可以看得很清楚

其實，毒素造成疾病，從「眼睛虹膜觀察」可以從頭到腳，從胃腸到皮膚，清楚看見「體內毒素」累積的位置與程度以及可能會產生的症狀與疾患。

因此，在「預防保健」上，應該先排除這些毒素，就像「釜底抽薪」，火就自然熄滅。毒素排掉了，自然就不會生病了，即使治療，也比較容易康復，道理、邏輯都很簡單，健康並不難，只看您懂不懂原理以及要不要照著做而已。

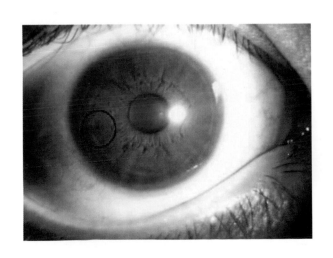

第 10 例：
「虹膜」透析剖腹生產，令人瞠目結舌

　　有位年輕女士，顯得疲累。

　　一看「眼睛虹膜」，**顯示右邊腹部縫合了好大一個傷口，子宮也好大一個傷口，還留有瘀血的痕跡，明顯是剖腹生產時，劃開右邊腹部，在子宮右半部取出胎兒然後再縫合傷口，曾經有大量出血並引起腸道沾粘的現象。**（見圖）

　　原來這位女士確實是剖腹生子，大量出血，感覺身體很傷，目前的健康狀況，身體缺氧，重金屬汞、砷、以及化學毒素很多，並且骨質疏鬆。叮囑她要注意平日的調養，她很感恩。
年紀輕輕，祝福她及家人。

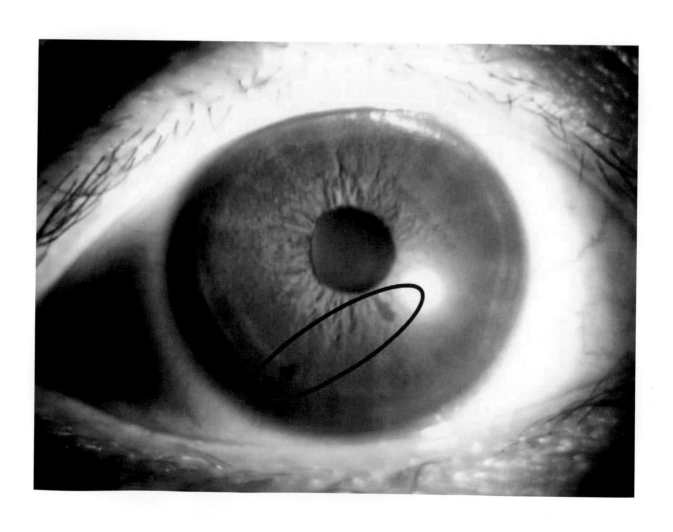

第 11 例：
「病根未斷　腫瘤再現」

　　某家事業單位，有位 60 多歲顧問，來請我幫他看「眼睛虹膜」。

　　照了「虹膜」，我同他說，「大哥，您左邊的膀胱動了手術？」他說，「對，腫瘤割沒多久！」

　　我說，「虹膜」上很清楚，毒素根源有來自淋巴凝滯的嚴重毒素，淋巴毒素要快點清掉！

　　您雖然動了手術，但是「病根」並沒有斷掉。

　　果然不久，脖子淋巴區以及肺部又長出新的腫瘤。（見圖）

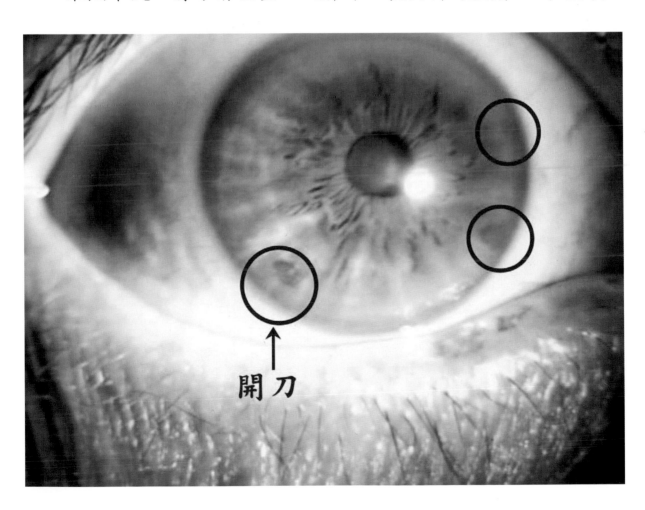

開刀

觀看「眼睛虹膜」，非常有價值的是，身體整體的現象非常明確，手術後復原狀況以及引起疾病的病根毒素，排除了沒有？會不會復發或轉移？可以輔助中、西醫以及各種診察之不足！

同時，對於「病症」的根源以及未來身體何處會發生疾患，可以清楚的預測。因為可以清楚看見「毒素」在體內累積的位置以及嚴重程度。

會對身體造成損害的就是「毒素」，「毒素」就是一切病痛的根源

每個人體質不同，身體狀況不同，同樣的東西，這個人吃了很好，有益健康。但是另外一個人吃了，可能就不舒服，變成毒素生病了。

比方有些人體質好又常運動，常吃天然有機蔬果，毒素很快就排掉了。有些人每天吹冷氣又便秘，毒素累積快速，就常常會不舒服。

這是常有的事。因此，「毒素」在每個人體內累積、產生的程度和位置也是不相同的。

養成隨時觀看自己及家人「健康現況預報」的好習慣

養成隨時觀看「眼睛虹膜」的習慣，既安全又可靠、簡單又真實，既不花錢又不花時間，就像「氣象預報」，隨時讓自己及家人看見「全身健康現況」是挺好又必要的「預防保健」措施。

衷心祝福大家　健康、長壽、快樂、幸福。

第12例：
看過「虹膜」，相信許多手術是不必要的！

　　桃園有位 60 多歲女士，氣色、精神都很好，快快樂樂的在一次活動中免費做健康檢查，結果醫生建議她趕快開刀，說腸道裡面有一小段，似乎有異常現象。，

　　這位女士聽了十分驚慌、害怕。她女兒曉得我會看「虹膜」，於是連夜趕來台北找我。

　　看到這位女士氣色、精神都蠻好的，腸道裡確實很髒。我不會治病，但是卻可以很清楚明白的看著電腦上的「虹膜圖」，指出毒素的部位。建議她最好先去清腸、清除體內毒素，即使開刀，復原也會比較快。

　　隔了幾天，她再來照「虹膜」，體內乾淨許多，效果很好。再去醫院檢查，醫生說，照目前情況，應該是不用開刀的。（見比較圖）

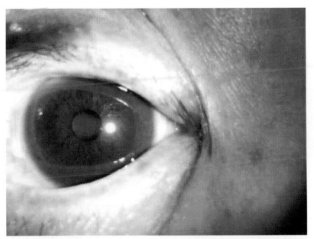

之前

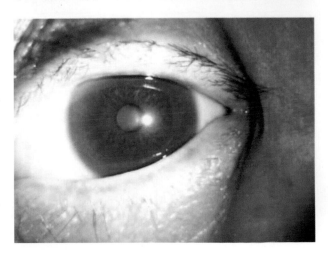

之後

第 13 例：
長年吃炸雞薯條　大年初一送醫急診！

　　前兩年，受邀到<u>中和</u>一家藥房去為老闆夫婦和一群 12～14 歲的小朋友「觀照虹膜」。

　　看到一個 12 歲小男孩，長得白淨、活潑可愛。但是一看虹膜（見圖），整個腸道，狹窄堵塞，塞滿宿便，又黑又髒！還有其它各種毒素，對身體健康已經構成嚴重威脅！詢問之下，常年都是「速食、炸雞、可樂、薯條」，怎能不病？

　　父母不好意思的說，這小孩，大年初一，就因為無法排便，送醫急診！

　　看到虹膜，根本問題並沒有解除，建議他們趕緊為小孩清除宿便以及體內毒素，改變飲食，並且要注重安全而且要快。

　　真是南無阿彌陀佛，祝福他們。

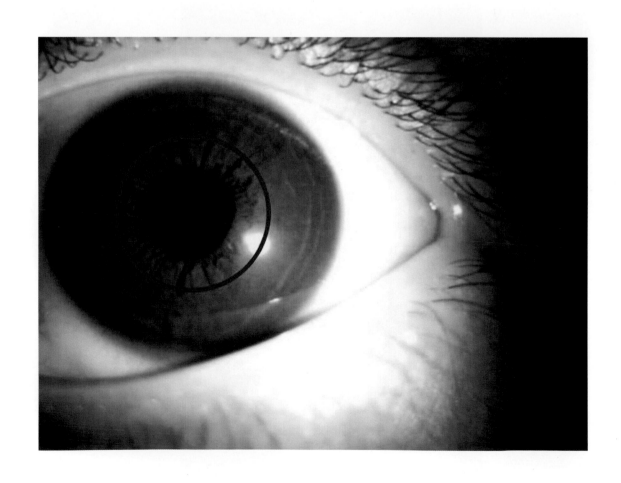

第 14 例：
小女生幸運「觀看眼睛虹膜」，避免殘廢！

　　同一天，再看小男孩的姊姊，國中一年級，經常喊頭痛、膝蓋痛！常跟她媽媽說，在學校體育課跑步時，膝蓋會痛，沒辦法跑，被老師罵！

　　她媽媽一直認為是她偷懶，不想動的藉口，因此都是回答她：「年紀輕輕的，哪有不能跑？騙人！」相信這種情況，一定很多！

　　幸好，幫她看了「眼睛虹膜」，心裡真是難過萬分！（見圖）我同她父母說，不要說膝蓋會痛，再不趕快改善，膝蓋可能會斷掉！這決不是危言聳聽，看看「眼睛虹膜圖」就知道，清清楚楚，膝蓋部份都"空"掉了，乙狀結腸的毒素，直接刺激、傷害到膝蓋，造成骨質都疏鬆掉了，已經到了岌岌可危的地步！所以小孩會一跑步就叫痛！其它，還有染髮和許多化學毒素也蠻嚴重，類似的情況，我相信比比皆是！

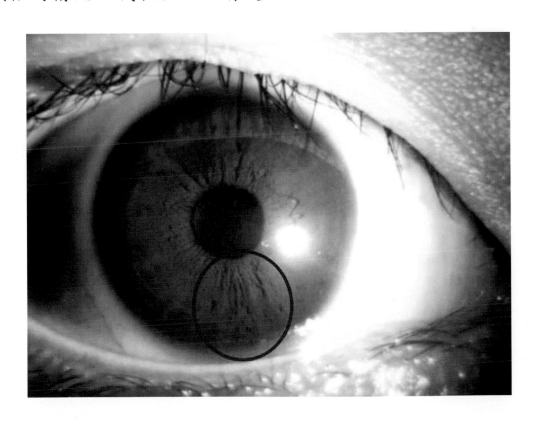

　　到處充斥的毒素，令人防不勝防，惟有藉助隨時可以觀看的「眼睛虹膜」，才有可能及時警覺，做好預防，遠離危害！

　　這又是「眼睛虹膜」，在人體「健康福祉及預防保健」上又一有效明證，也再次印證了世界名醫也是「虹膜學大師」的<u>伯納德·傑森</u>博士，94歲還堅信的一句話：我深信，「虹膜學」這一門學識，定將利益全人類！

　　「虹膜檢視」，光看「腸道」這一項，就足以利益大眾！

　　基於如此信念，不厭其煩的，舉出許多實例，就是希望能夠將這麼好的「預防保健工具」，推薦給大家使用，利益大眾，希望人人健康長壽，家家幸福美滿。也敬請大德前輩「多多指教」，大眾們「共襄盛舉」。

第3章
「虹膜檢視」後感言

感言（一）

我有兩個男孩，大的 30，小的 16，大孩子在電腦公司上班，經常在電腦前一坐就是整天，晚上更經常熬夜到一、兩點鐘才睡覺，勸也勸不聽。常會說自己健康還比一般同事好，不用擔心！

最近，帶他讓「虹膜老師」看「眼睛虹膜」，一看，問題多多！頭部老化，胸部淋巴大量凝結，許多問題顯現出來，一目瞭然。老師說得非常詳細，並且建議如何改善。

孩子回去，多年無法改變的習慣一下子都改了。11 點多就乖乖睡覺，洗澡前也會用淋巴刷乾刷皮膚了，健康明顯改善許多。

二兒子胃撐的太大！功能不佳，非常瘦，從小脊椎有問題，肺部以及背部的淋巴堵塞。

因此，一回去也乖乖自動，每餐不敢吃多，只吃七分飽，就會提醒自己，不要吃太飽，不要太晚吃。

洗澡前也會乾刷淋巴，有時忘了，還會不好意思，趕緊提醒自己下次一定要記得。目前健康也明顯改進許多，真是感恩。

家庭主婦　　黃○○

感言（二）

我原本不知道「虹膜」，後來看過以後，真是覺得不可思議，太神奇，太厲害了！

對我們一般，不曉得怎樣去做好預防保健的人來說，實在太有幫助了。隨時掌握自己及家人的健康資訊，健康有保障，預防有依據，何樂而不為？

希望大家都能夠善加運用，以隨時保障自己及家人的健康。

並祝福大家

學校老師　　陳如霖

第 4 章
近代虹膜學起源暨發展史

西元 1866 年距今(2009 年)143 年前匈牙利醫生依格納茲‧旺‧皮查里（Ignatz Von Peczely）出版了近代第一本「虹膜的書」叫 "自然領域與痊癒藝術的巡禮"（Discovery in the Nature and Art of Healing）已經有「虹膜圖譜」的芻形。

傳奇的是，他是在年幼時看見飼養的貓頭鷹在受傷復原的過程中，大眼睛裡面所出現的變化，激發了他的好奇心，才發掘出這一門普利大眾的偉大學識。

不久，德國學者奧格斯以及愛密爾、西列格等都加以推廣。同一時期瑞典醫師尼爾、利葉奎斯也發現了許多「虹膜診斷」的方法，並著有「從眼睛來診斷」一書。他最大貢獻是將「虹膜診察」引進到了美國。

「眼睛虹膜圖譜」問世

接著，不斷有傑出的醫師、學者，投入診察及研究，像亨利‧愛德華、亨利‧林達、麥克倫等，以及德國的彼德‧裘安尼士、狄亞爾等，人才輩出，對人類健康卓有貢獻，建立出一套完整的「虹膜圖譜」，標示出人體各器官與眼睛的對應關係位置。

近代更出了許多有名望的「虹膜大師」，利眾無數，影響深遠像奧地利的魯道夫‧布魯士（Rudolf Breuss ）一生致力於救助生命的志業，以卓越的「虹膜技術」，加上獨創的「布魯士蔬菜汁斷食方法」治癒至少四萬人以上的癌症及不治病症的患者，因而揚名國際，為許許多多的人由衷感恩，於 1991 年享壽 92 歲。其所著 "布魯士蔬菜汁癌症（斷食）療法（The Breuss Cancer Cure）" 暢銷世界超過 100 萬冊，普利大眾，更有不少的傳奇故事為人樂於傳頌。

近代最有名，影響力最大也對世人最有貢獻的「虹膜學大師」當推世界名醫，美國的伯納德‧傑森博士。他出生於 1908 年，一生致力於如何使人恢復健康，及維持良好健康狀態。

他用「虹膜診斷」幫助過的病人就超過了 15 萬人，並拍攝了無數的虹膜照片，蒐集了許許多多寶貴的資料。不僅用虹膜診斷病人，更將「虹膜診斷學」，推向世界各地。

台灣「虹膜學」的起源

台灣也是由伯納德・傑森博士，於西元 1995 年（民國 84 年）經由夏威夷東方醫學院院長李韓靈惠女士，及台北榮民總醫院主任鐘傑醫師，以及多位熱心學者的誠摯邀請，蒞臨台灣，正式將「虹膜學」引入國內，吸引了不少醫師、學者、同好相繼投入「虹膜學」之學習、運用、及發展。

「虹膜學大師」伯納德・傑森博士的著述包括：
「保有生活樂趣」
(The Joy of Living and How to Attain it)
「自我控制疾病」
(You Can Master Disease)
「活性食物與完全健康」
(Vital Food for Total Health)
及「整頓腸道・淨化組織」
(Tissue Cleansing Through Bowel Management).

從他的書中可以發現，他對「虹膜學」的投入與摯愛，以及對人類健康不可思議的卓越貢獻！

一代大師享年 94 歲，最經典的一句話："我堅信「虹膜學」這一門學識，定將利益全人類。"勢必如此。

資料參考：伯納德・傑森有關著作及魯道夫・布魯士及何明士合著"布魯士蔬菜汁癌症療法"等書籍，並為他們對世人的貢獻，致上最誠摯的敬意與感恩。

第5章
「虹膜學」與「虹膜檢測」的定義

「虹膜學」（Iridology）又稱「虹彩學」，是人們運用儀器，觀看及檢視眼睛虹膜，以全盤瞭解全身健康狀態並做為「預防保健」或診療時參考、依據的一門古老的新興科學。

西方人眼睛色素較淺，遇到光線會反射出彩虹一般的光澤，故稱「虹彩學」；而東方人眼睛色素較深，呈褐黑、咖啡、棕等顏色，不會反射出彩虹般的光澤，故稱為「虹膜學」。

「虹膜檢測」（IRIS Test）即是人們運用儀器，檢視虹膜以瞭解全身健康狀況的一項科學方式。由於人體體質乃至全身器官、組織、神經等所有健康狀況都會投射在眼睛虹膜上，同時經由虹膜的斑塊、裂縫、色澤等變化，可以眼見為憑，充分做為「預防保健」及改善健康、治療疾病的重要參考依據。尤其是在造成病痛的根源及預見未來可能致病、癌化的地方，確實具有非常重要的參考價值。事實上，不僅人類，連「賽鴿」、「賽馬」都早有用到「虹膜檢測」的技巧。

而「虹膜檢測」也稱「虹膜檢視」、「虹膜診察」、「虹膜診斷」或者「虹膜觀照」，都是指同一件事。

第6章

「虹膜學及檢測」之科學性早已為
許多先進國家，法律上所確認與保護

「虹膜學」是一門古老的新興科學。

1861 年，現代「虹膜學之父」--匈牙利醫師依格納茲·旺·皮查里先生開始運用「虹膜診察」和自然療法治療病人，這很快的就使他聲名大噪，全國各地病人紛紛求診。也引起了部份醫生的質疑。有些本身就患有一些疾病的醫生找皮查里醫生當場驗證，結果都準確的說出他們的病症。從此，絕大多數的人都不再輕易誣蔑「虹膜診斷」的方法。

1896 年，瑞典最高法院經過 3 年時間的縝密了解，看過了充分的證據，以及許多受過良好教育，完全有能力分辨什麼是科學，什麼是迷信的患者的證詞。正式承認了「虹膜診斷」的法律地位，並宣佈「虹膜學」的確是一門可信的新興科學。因此杜絕了部份不甚了解或者懷有其他居心的人的質疑。

1925 年，德國也因為有人質疑，而由當地的順勢療法醫師和政府醫藥政策提議人，共同提供證據，並一致認同醫生使用「虹膜學」幫助診斷，是很正常的事情，「虹膜學」是一門完全可信的科學。並由官方正式承認了「虹膜學」的科學性地位。

美國方面，像新澤西州高等法院與上訴法院即聯合宣佈：通過「虹膜」進行診斷及其相關的自然療法均為完全的科學，並非騙術或迷信。

「作為虹膜醫生和其他自然療法醫生的資格必須由自己獨特的體系進行認證，並不受到其他體系標準的限制。」

法院方面也正式承認了「虹膜醫生」的法律及科學地位，並界訂了「虹膜醫生」的認證方式。

事實上，自公元前 5 世紀以來，西方的科學家就已經開始對「通過眼睛來診斷疾病」進行了大量的研究。到了 20 世紀初，已經逐步形成了「虹膜診斷」的理論。

1948 年 11 月 29 日，美國的（時代周刊）發表了一篇題為 " 從眼睛預知即將發生的事情 " 的文章。

其中寫道：對於一位醫護人員來說，眼睛可以說是一個非常敏感的記錄器。它可以預測身體在未來幾個月甚至幾年後會產生的情況，因為通過眼睛就可以檢查出血液、循環系統、腎、腺體與神經系統等的種種障礙。舉例來說，高血壓的第一個徵象就可以從眼睛中表現出來。提早預警，可以避免以後出現更嚴重的疾病。

因此，每個人都應該把「眼睛虹膜觀察」作為「預防保健，自我檢查」的首要項目。

2004 年 6 月，俄羅斯的（共青團真理報）也對「虹膜學」做了報導「虹膜診斷學：讓眼睛說話」文章中寫道：眼睛不只是心靈的窗戶，不管你信不信，世界上真的有醫生能透過你的眼睛診斷出你身體出現的小小毛病，判斷出你的性格特徵，甚至能看出你長壽的機會到底有多大。現代醫學直到 20 世紀 50 年代才開始對這方面展開了真正的研究。

「虹膜診斷」的本質很簡單--我們「眼睛虹膜」的各部份分別負責機體的不同器官和系統。如果身體有所不適，在虹膜的某一區域就會有所反映，「右眼虹膜」反映的是身體右半部份的狀況，左眼則反映身體的左半部份。

事實上，全世界像德、美、英、俄、瑞典、挪威、匈牙利、中國大陸、韓國、日本、新加坡、乃至台灣等許多的先進國家政府以及民間許多優秀的醫生、學者、美容業者、大學、醫院、診所、醫學院等都早在從事研究或者推廣及運用虹膜學，服務人群，效果卓越。

參考資料：江帆、江寧著 " 解讀虹膜—看得見的亞健康 " 對他們這麼年輕，就能夠這麼發心服務社會大眾，對他們的用心與貢獻，更致上最誠摯的感恩與敬佩。

第7章
看「眼睛虹膜」準不準？

多年來的經驗，常會有人會驚嘆：「怎麼這麼準？！」當然還是會有人只相信中醫，或者只相信西醫，或者只相信巫術，或者什麼都不信，都有。就像有人會問：「中醫準不準？」或者，「西醫準不準？」

其實，中、西醫當然都好，都為利益大眾而存在。但是也都有醫好人，也都有醫死人的！能救助人，利益人的就算準，救不了人，誤診、疏忽、害死人的就不準。不是中西醫的問題，是「人」的問題。

<u>中國大陸</u>前總理<u>鄧小平</u>說過這句名言：「白貓、黑貓，會抓老鼠的，就是好貓。」

其實「眼睛虹膜」，是每個人與生俱來的，就像有鼻子會聞，有耳朵會聽，這麼自然。大家耳熟能詳，「眼睛是靈魂之窗」，是人身上最神秘的一塊領域。若非科技儀器的進步，以及許多人的用心及貢獻，說實在的，要一窺堂奧，要探索眼睛內的神秘真相，可不是那麼簡單又容易！

所以，我們一定要懷著一顆開闊、感恩又珍惜的心，來瞭解、學習以及運用「虹膜學及檢測」，既利益自己又利益大眾。

特別是身處，處處毒素彌漫的今天，能夠為大眾健康福祉，找到一個不會有任何疼痛、危險或傷害，而是最安全、簡單、又準確的方法，實在是非常值得大眾振奮的一樁好事。

許多新的事物，都會有人抱持懷疑的態度，但是不要緊，就像過去的<u>哥白尼</u>發現地球繞著太陽運轉，地球是圓的，所謂「日心說」，不但被大眾反對，還遭到迫害！

剛開始「種牛痘」，許多人會害怕自己會長出牛耳朵、牛尾巴！「登陸月球」，許多人就會想到會遇見嫦娥或者外星人！「足部按摩」、「複製羊」、「機器人」，不一而足，「人」會隨時間了解真相而調整看法。

　　就像一把刀，可以切菜也可以殺人，善用好的一面，就是好；用到不好的一面就是不好，端看「人」怎麼用。

　　世間事事物物都是相對的，有白就有黑，有好就有壞，有樂就有苦。祇要心存善念，用智慧、寬厚、慈悲、感恩的心，對大眾有利益的，老老實實去做就好了。

　　「眼睛虹膜學」的確是一門古老的科學，它可以「眼見為憑」，非常明確的反映出人體的健康狀態，是人體的「黑盒子」，「人體健康的記錄器」、「人體各方面的反射螢幕」，可信而單純。然而人類不斷在往外追求，越追求，離原本清淨、單純的本質就越遠，更加失掉了方向，還不如「反求諸己」，「往內尋寶」，「反璞歸真」。因此，找到人類追求「健康長壽」，最好用的檢測方法，就在自己身上。

　　世界名醫也是「虹膜學大師」的美國　伯納德·傑森博士，數十年，救人無數，他說得好：我堅信「虹膜學」這一門學識，定將利益全人類。多麼值得崇敬、歡喜、珍重、善用以及感恩啊！

　　被譽為「西方醫學之父」的希波克拉提斯也說：「有什麼樣的身體，就有什麼樣的眼睛！」世界頂尖的人物都說得這麼清楚明白，比我們這些凡夫俗子可高明太多太多了。

韓國政府透過臨床實驗，也證實「虹膜診斷」對身體各項系統疾病的超高正確率

　　近在亞洲的韓國政府，更透過臨床實驗證實並公佈了該次「虹膜學診斷」正確率的數據。

　　亦即透過韓國 Aju 大學，進行了數千人的臨床實驗，運用實驗室、X 光以及其它已經確定的科學診斷方式，證實了「肛膜診斷」的「準確度」及其「有效性」。各個系統疾病的「虹膜檢測」準確性如下：

消化系統 90.2%

肌肉及骨骼系統 72.2%

神經系統 79.9%

內分泌系統 86.4%

心血管系統 81.6%

循環系統 81.6%

泌尿生殖系統 85.7%

　　這已經是非常非常高的數據了！更何況，第一、這項實驗已經是針對「疾病的診斷」準確度在做評估，只是透過「小小眼睛」，就有這麼高的準確性，這已經是非常「不可思議」了。

　　據過去世界衛生組織的報導：一般「疾病」，要達到 60%以上，儀器才檢測得出來。也就是說一般儀器要檢測疾病，並不是那麼容易。所以為什麼發現「癌症」的時候，往往都是「末期」了！

　　第二、他們判診的能力達到什麼程度，並不清楚。更何況，近些年來，「虹膜檢視」的發展更是突飛猛進，比方，「生命年輪」，及筆者所發現的「氣環」以前是沒有的！

　　第三、「預防更勝於治療」，「觀看眼睛虹膜」，目前是「定位」在「預防保健」的領域，「預防保健」追求健康，是每一個人天生本來的權利與義務。中國人談「孝」，「身體髮膚受之父母，不可毀傷。」就是要每一個人都要珍愛維護自己的健康，如果更能夠去幫助維護別人的健康，這是「大孝」與大愛。

　　「虹膜檢視」在檢測全身「疾病」上都已經有這麼高的準確率及有效性，更何況只是在「預防保健」上面做「及早知道」的提醒與防治，那就可以說是非常準確又有價值了！高下只在人「會不會看的能力以及儀器的精密度」了。

　　誠如「西方醫學之祖」希波克拉提斯所說：「有怎樣的身體，就有怎樣的眼睛。」中國亞聖孟子所說：「觀乎眸子（虹膜），人焉廋哉（什麼都隱瞞不了的）！」聖人是不會說謊的。相信聖人總比相信平庸的人好，更何況大家都沒有損失，「眼睛」在自己臉上讓自己及家人的健康狀況「眼見為憑」，以落實「預防保健」，多一層保障，以避免疾病的折磨與苦難，何樂而不為？

　　如果要讓人人都運用到「虹膜檢測」的好處，唯有定位在「預防保健」的領域，因為一般人都沒有「醫生」的資格，為了保護自己也為保護他人，不可以用「虹膜」說病、看病、治病，那是不妥當的，真的生病，還是找醫生診治。當然將來，法律許可

，經過「虹膜系統」的認證，有了優秀的「虹膜醫師」能為大眾服務或者像現在許多優秀的中、西醫師早就投入了「虹膜檢測」的研究與運用，利眾無數，這都是非常可喜可賀的現象。

世界最新醫療趨勢「整合輔助醫療」(CAM)越來越盛行

據瞭解，世界各國面對越形嚴酷的疾病挑戰，諸如中醫藥、針灸、按摩等非西醫的各式各樣治療保健方法大為盛行，幾乎可以用「百家爭鳴」、「百花齊放」來形容。

社會是整體的，就像「蝴蝶效應」，能夠利益大眾，造福人類的事，都是好事，但願它的效應會越來越廣大深遠。

人人都俱備「眼睛虹膜」的寶藏，切莫荒廢！

社會也是分工的，各有各的長處，只要真正福利大眾，大家都應該「樂觀其成」、「共襄盛舉」。

人人都天生俱備「眼睛虹膜」的寶藏，善為運用「虹膜檢測」這一門學識，一定能造福自己，造福家人，造福社會大眾。願大家都健康、長壽、幸福、美滿。

並永遠心懷感恩，第一個受益的就是自己。（請看江本勝「生命的答案，水知道」。）

第8章
千金難買防病、防癌、防疫、
防猝死的「早知道」──「眼睛虹膜檢測」

千金難買「早知道」

「預防勝於治療」，就好比車子一直開，長年都不做保養，這輛車子就很容易壞掉，同樣，人體也是一樣，需要及早做好「預防保健」。如癌症的形成一般多是長年的毒素累積；疾病、猝死也都不是短時間形成。

又如地震、海嘯前，若能夠有充分時間做好早期的預警，當然是可以減少許許多多寶貴生命的傷亡。

如今大環境、空氣、水、食物，等等太多太多的毒素、污染源，真是令人防不勝防！可是又不可能每天去做「全身健康檢查」，那該怎麼辦呢？

人人都有「早知道」的「全身健康顯像液晶螢幕」，隨時提供我們健康資訊

其實，上天是很厚待人類，人人都有的「眼睛虹膜」，就是天賦的「健康檢視記錄器」。神奇的是，「虹膜」會不斷接收身體各處傳來的信息，是一部非常敏感的「全身健康顯像液晶螢幕」，不僅呈現目前的身體狀況，還可以預測未來可能發生的疾病，是每個人身上唯一可以隨時隨地看得見全身健康狀態的「檢視器官」。簡單學一學，就人人能看、人人能用，既安全、準確又不花時間、不花錢。同時也要非常感恩「科技進步之賜」，一組簡單的「光電放大器、光源與倍數反射鏡」才新台幣 1200 元左右，並且參照本書，就可以在家為自己與家人「觀看虹膜」，落實預防保健，預防疾病，增進健康。更歡迎來學課程，作為一輩子自己及家人的「保健利器」。檢測、儀器、課程、我們都有專人服務，而更高檔的「虹膜檢測軟體」可以連接電腦，放大、分

析、比較、儲存，大約在 5～12 萬元左右。

　　「早期發現，早期預防」，眼見為憑，「眼睛虹膜觀察」對「防病、防癌、防疫、防猝死！」確實能夠發揮「早期預警」、「提早知道」的功能與效果。

重返「健康」必先懂得「健康原理」

　　許多人為了健康，再怎麼吃，再怎麼補，再怎麼運動，就是不健康，**道理就在不懂得「健康」的原理。**

　　嬰兒出生以後，一路發育，活活潑潑、蹦蹦跳跳。

　　但是隨著各方面的污染，多數人成了病人，成了「半健康」、「亞健康」的狀態。

「亞健康」、「半健康」的定義

　　「亞健康」是 80 年代，由<u>蘇聯</u>學者<u>希赫曼</u>所提出，意即處在「健康和疾病」之間的健康，可以往好的方向恢復「健康」；也有可能往不好的方向，轉變成各種「疾病」的病患。

　　一般人稱「亞健康」也叫「半健康」，因為不是完全健康的狀態，以身體機能來說，許多機能無法發揮健全功能，就稱為「半健康」。

「健康」的定義

　　依據「世界衛生組織」（WTO）對「健康」的定義是：「健康」不僅僅是疾病或羸弱之消除，也包括體格、精神以及社會交往（人際相處）的健康狀態。

　　亦即「身體、精神、在社會上的人際相處」三方面都健康，才是真正「健康」的定義。

全世界真正健康的人只有5%

　　據推論，目前全球 60 多億人口，真正健康的人大約只有 5%；有病在看診的人大約 20%；其他的 75%都屬於「亞健康的人」，也就是所謂的「半健康」的人，其實也是一種不完全健康的狀

態。換句話說，有 95% 的人不健康，怪可怕的吧！

　　現在，我們單就「健康的身體」來說，<u>美國</u>有名的醫學研究中心曾經做過一項實驗，就是拮取一小塊「雞胚的心臟組織」，並浸泡在營養液中存養，而每天只做一個動作，就是移除組織排泄物以及換上新的營養液。

　　令人不可思議的，這「雞心組織」一直好好的活者，直到第 29 年的有一天，助理忘了移除排泄物，造成這雞心組織的「自體中毒」，才終結了這項偉大的實驗！

毒素排不出，造成「自體中毒」是死亡最大原因

　　如果人體的腸道、淋巴、皮膚、肝、腎等排毒器官，不能夠有效的排出毒素的話，所造成的「自體中毒」，是「人體」死亡的最大原因。

很多人在追求「健康」上，一直沒做對的一件事！「重返健康」首在「排毒淨身」

　　很多人，在追求「健康」上，「一直沒做對一件事情」，就是沒有先把體內累積已久的毒素排掉！像宿便、淋巴毒素、肝膽結石、化學毒素、重金屬等陳年毒廢物。

　　若能夠先淨化身體，吃進去的東西就容易運化、吸收，成為營養而不是毒素，就好比骯髒、有毒的「杯子、碗盤」，若不清洗乾淨的話，放進再好的東西，吃進去也會變成毒物！體內臟腑組織在毒化中，壞的毒素出不去，當然好的東西進不來，進來也沒有用，甚至吃太多，形成廢物、毒素累積在身體裡面，更加重生病的速度。

　　如果體內乾淨、器官機能健康、經脈通暢，即使吃白飯、饅頭也照樣生長力氣，簡單的食物也會充分的發揮功能。像許多寺院的「出家和尚」日中一食，素菜素飯，照樣體魄強健，比一般人還健康。這也是人體「進補」的一個道理，不是吃進什麼就補什麼。

　　「人心」的健康、淨化也是一樣，「心性三毒」：「貪（心）、嗔（怒）、癡（迷）」，「心性三學」：「戒、定、慧」，

也就是先祛除「貪念、嗔心與愚癡」，保持「身體、言語、意念」都像蓮花般出污泥而不染的清淨，自然會生出非常強大的「定力」，由「定力」自然會生出深奧的「智慧」，對任何事情「清清楚楚、明明白白」，自然能夠走上「清淨自在的康莊大道」。

「春夏排毒」排得不夠，「秋冬進補」就補不進去

身體要排毒，夏天更要流汗，尤其是長年坐在冷氣房的「上班族」，一定要走向室外，做排汗（特別是排出油脂）運動！

在一年四季裡面，夏天是主「疏泄」的季節，體內的毒素、廢物等等全要在夏天以前排放出去。到了「秋天」，大量營養補品才補得進去。春夏排毒排得不夠，「秋冬進補」就補不進去，身體就會更加虛弱。另外德國配方，淨肝排石的 L.C.P 或 H.C.P. 或者其它，有專人指導，適合個人體質、身體狀況，安全又有效的排毒療法，都很值得去實地了解應用。尤其春天，「肝臟」排毒，效果加乘。

善用「虹膜檢測」是最好「防病、防癌、防疫、防猝死」的工具

若能善用最安全、簡易的「虹膜檢測」，絕大多數的疾病、癌症、乃至瘟疫、猝死，都能夠及早預防。

從多年「觀照虹膜」的經驗，不僅是中、老年齡的人，連十多歲的少年，都應該要加強「排毒養生」，並導正不當飲食習慣及觀念，才有可能有「強健的體魄」與「健康的未來」！

這是現實的情況，據各種研究調查也發現，各種毒素對胎兒、青少年、尚未發育完全的身體，傷害尤大！家長萬萬要提高警覺，不可輕忽。也再次呼籲，家長及政府，真正關心孩子的健康及未來，須要趕緊全面善用最安全、簡易的「虹膜檢測」，才會知道問題的嚴重性！健康看得見，及早預防，「健康人生」才有可能，這是趕緊要做的事情。

第 9 章
全新打造個人及家庭「防病、防癌、防疫、防猝死」的「預防保健」防護機制

　　「虹膜檢視」與吳若石神父及許多前輩所推廣的「足部按摩」是「個人與家庭」在追求健康「預防保健」與「自我診療」上，兩顆閃閃發亮的巨大救星！

　　一組「千把元」小儀器，是每個家庭都負擔得起，而較精密的虹膜儀器約 10 多萬元，就可以全新打造「個人及家庭」防病、防癌、防疫、防猝死的永久「預防保健」防護機制。

　　「眼睛虹膜」使「足部按摩」看得見！「眼睛虹膜」是全身健康看的見，「足部按摩」是全身器官組織按得到，相輔相成，相互輝映，兩者在人類「預防保健」及「自我診療」上，搭配得完美無缺、恰到好處，是未來人類「健康保健」上，最閃亮光耀的兩顆巨大救星。「虹膜檢視」可以作為「足部按摩」最有利又精確有效的對照工具，相輔相成，一體兩面，事半而功倍，具有非常宏大的加乘效果。因此為每一位做「足部按摩的人」所必學。就以腸道為例，左右眼虹膜圖與左右腳掌腸道反射圖有不可思議之一致性，即可見一斑。（雙圖）

　　祝福大家，讓世間充滿健康活力與歡笑，並能夠充滿清淨的愛與感恩的心。

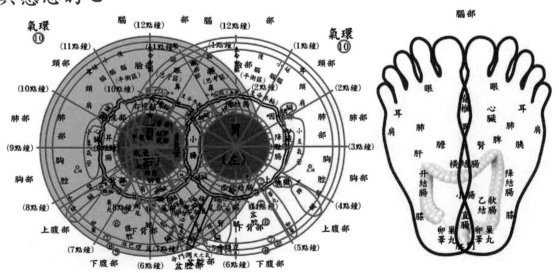

第 10 章
「預防保健」的法寶──
「眼睛虹膜檢視」越早學會使用越好

　　最新「預防保健」的觀念和方法──「虹膜檢視」最好從小時候就開始（6 歲以上，腦神經傳導發育完整、成熟，才看得見。）培養，越早使用，效果越好、越宏遠！誠所謂「健康是事業之本」。

　　對於個人與家人的健康、事業及幸福，也會有多一層的保障。時間、健康、生命都不會等人，當然，越早學會使用，越能及早瞭解自己以及家人、親人的先天體質，健康狀況。以實際經驗，許多小朋友由於飲食偏差，接觸毒素之頻繁，健康上的問題早已經出乎大人們的想像！

清楚看見哪些地方需要改進，還可以紮實的增進健康

　　「眼見為憑」健康看得見，自然而然就會照著「自己眼睛虹膜」的變化，清清楚楚知道身體哪些部份還好，哪些部位須要儘速改善？甚至就醫治療。自然可以落實「預防保健」的實際效用，達成真正「越來越健康的人生」，多年經驗，確實如此，**許多人的健康都得到快速改進**。

地震、海嘯前，提早「預警時間」，可以挽救無數的寶貴生命！

　　「虹膜檢視」可以「及早提醒」自己及親人，飲食、生活習慣方面，像燒、烤、炸等肉食習慣、長期熬夜、久坐不運動、等等所造成體內的大量毒素或者傷害，可以及早改善和預防！

　　就像地震、海嘯前，如果有充足的時間做預警，自然可以挽救無數寶貴的生命。

第 11 章
期望一輩子不吃藥、不打針、不生病，能夠「健康自主」的人，一定也要學會看自己的「眼睛虹膜」

　　每一位希望健康又能夠不吃藥、不打針、不生病，一輩子都健康的人，一定要學會看自己的「眼睛虹膜」，才能夠隨時掌握自己的健康狀況。

賢明的家長，一定要教導小孩從小養成觀看「眼睛虹膜」的好習慣

　　特別是賢明的家長們，更應該教導自己的孩子從小養成觀看自己「眼睛虹膜」的習慣，因為「眼睛虹膜」是自己健康的紀錄器，是自己健康的「新聞頻道」，更是自己健康的正港「全息顯像螢幕」。畢竟「健康」才是事業、幸福的基礎。

　　特別是「虹膜檢視」不會有任何疼痛、危險或傷害、是最安全、簡易的方法。

「虹膜檢視」是個人與家庭「健康的守護神」

　　隨時掌握健康狀況，對「自己及家人」的健康、事業與福祉無疑是極大的保障。「眼睛虹膜」就像是自己及家人「健康的守護神」，這樣不花錢的無價寶藏，不去運用，實在是太過可惜！

「健康問題」摧毀了多少原本幸福的家庭

　　試看看多少家庭，因為「健康問題」而陷入愁雲慘霧之中！多少家庭因為「家人病故」而傷痛不已！甚至原本幸福美滿的家庭，一下子就破碎不堪！多少家庭因為「家人病苦」而不知所措，痛苦不已！又有多少人因為失掉了健康才曉得健康的可貴，甚至用盡一切財富去「換回健康」也都在所不惜！

　　由此可見，「健康」多麼重要！尤其「預防保健」更是早做早好，現在自己身上就擁有這麼神奇的「天生健康螢幕液晶顯示器」，就應該懷著無比感恩的心，善為運用。

　　讓自己以及全家人都得到真正健康以及幸福的人生。

　　活力是健康的展現，「預防更勝於治療」，擁有健康的身體，才有幸福可言。

敬祝一切大眾，身心健康、快樂、吉祥、富貴、長壽、美滿。

第 12 章
最安全、簡易的「眼睛虹膜檢視」方法
─看自己、看他人

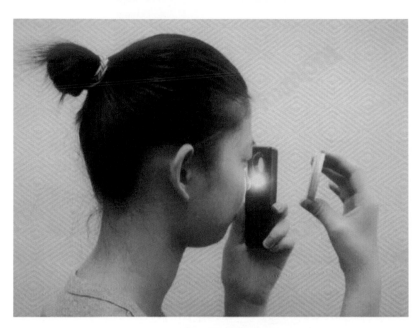

看自己

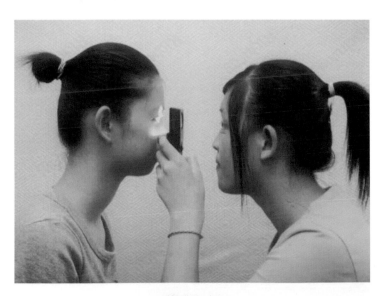

看他人

1. 不要直視燈光，並調好適當距離即可。
2. 使用完，記得關電源、收妥，反射鏡更不可直接照射陽光。

第13章
以「虹膜學」作為一般大眾
預防保健方法所必須遵守的「原則」

　　一般大眾運用虹膜觀照、檢視，作為自己及家人「預防保健」的重要參考是非常值得推崇的好方法。

　　但是若要為他人服務時，一定要嚴格遵守下列三項原則：

　　第一：「說症不說病」。由於一般大眾不具備「正式醫生」的資格，不能在虹膜上去判定他人是何疾病，那是正式醫生的職責。同時，「預防保健」的目的是「預防重於治療」，在做生病之前的預防與保健。

　　第二：用「關愛的心，誠懇尊重的態度，委婉建議他人」。畢竟人體毒素的累積，多數是日積月累而來，因此在虹膜學的運用上，逆勢而推，讓人及早知道健康狀況，及早預防與改善，這都需要時間，因此只要針對「眼睛虹膜」所顯示的狀態，誠實解說、建議，令人知所警惕，及早改善。

　　第三：建議參考的健康食品、方法等，不可以涉及「療效」，更不可以幫人治病、用藥等等，千萬記住！最好有合格醫生或者專業人員作指導，較為妥當。

　　「預防保健」是人人本有的權利與義務，但是仍須以平穩、安全為前提。

　　看過「眼睛虹膜」，會知道身體的不佳狀態在哪裡，才好「對症用藥，藥到病除」，這裡的「藥」是指「方法」。如果需要有安全、有效又專業系統的排毒改善，目前有許多具口碑的資訊，可以提供大家作參考：

像伯納德・傑森博士的〝7日組織淨化〞。

魯道夫・布魯士：蔬菜汁斷食療法。

日本新谷弘實：胃腸會說話等。

姜淑惠醫師：「無著健康之道」推廣中心

吳長新教授：新傳統醫學

吳若石、鄭英吉著：吳神父新足部健康法

歐陽英：樂活生機網。

山田豐文：你一直吃錯油。

陳俊旭博士："吃錯了當然會生病"等著作。

江本勝"生命的答案，水知道"等。

米謝爾醫生"四周排毒聖經"

都是十分值得參考的好書與方法。

第14章
「虹膜觀察」的十大利益乃至無限利益

（一）可以快速落實人人易學，家家必備的「預防保健」的神聖任務。

從眼睛看健康只要一副簡單的「觀照儀器」，就可以做為每個人乃至每個家庭，「預防保健」最好的「隨身法寶」。由於「虹膜檢視」，非常容易學，非常容易懂，完全「眼見為憑」，只要照圖說故事，一翻兩瞪眼，既不需要太多專業知識，又安全、簡單、準確、不花錢、不花時間，就隨時隨地可以清楚看見「自己及家人」的全身健康狀況，因此可以做為「人人可用，家家必備」的「預防保健」—極佳工具。

（二）可以輔助「中醫」，讓病人的體質、病根、器官、毒素等現況都能看得見，因此可以更加準確、有效果的用藥及追蹤治療，使病人達到真正健康的地步。

（三）可以幫助「西醫」，治病前，能夠先看到病人全身狀態、病人體質，特別是病灶根源—例如頭部疼痛、失眠，往往病因在橫結腸；甚至不孕，習慣性流產起因於橫結腸的「下墜脫位」，使輸卵管扭曲堵塞等等，藉助「虹膜觀察」，可以做為非常好的輔助工具。東、西方，都有許多的醫師投入「虹膜學」的研究與運用，甚至是醫科的必修課程（像<u>夏威夷</u>醫科大學），效果非常宏大。

由於西醫分科越分越細，形成「見樹不見林，治標難治本」的情形，越來越嚴重。因此，若能同時使用極為簡單的「虹膜檢視」，自然可以提升西醫非常好的治療效果，對醫師本身以及整體醫療品質，乃至病人的保障，非常有益及重要。更可減少醫療糾紛，減少誤診，對病人也是一項非常重要的保障。（甚至醫生可以在「虹膜圖」上，加以分析、解說健康狀況給病人聽，使病人產生高度信心，最為理想。）

尤其，有不少的調查研究發現，許多的疾病死亡是由於誤診，更有許多手術是不必要的！

早有醫院、診所運用「虹膜檢視」，效果宏著

據了解，國內外早就有醫院、診所用此「虹膜檢視」方法為病人看診，再輔以用藥，效果宏著。而目前<u>台灣</u>北部及南部已有更多所醫院與診所在使用。

許多傑出的中、西醫師相繼投入學習「虹膜檢視」，這是非常好的現象，對醫師本身以及對社會大眾都是極大的福祉。

（四）可運用於任何「健康產業」：任何健康產業，說的信誓旦旦，或者天花亂墜，都不如「眼睛虹膜」觀照一下來得實在。像瑜珈、按摩、各種排毒、理療行為及營養食品等，都可以做為輔助工具，讓消費者清清楚楚的看得見效果。

尤其是許多食品是不是很安全，或有不良的後遺症、副作用、毒素、傷害等等，非常值得消費者作參考。

例如<u>德國</u>抗衰老健康食品，在腸道清除宿便、重金屬、肝膽結石等，數小時後，即可看見身體內極大的改善！專刷淋巴的植物淋巴刷，刷完以後，也見明顯效果。其他，只要對身體有利，都可以清楚看得見改善效果。另外也可以用於心理治療、足部按摩等等，作為最佳輔助工具。

「眼睛虹膜檢視」，常會令人受到「震憾式教育」！比說什麼都有效，令人快速改變不良飲食和習慣。
對於食品品質效果的鑑察及追蹤，非常適合

特別是現代人對於大環境的惡化，食、衣、住、行，處處是毒，真是令人擔憂又無可奈何，特別是「食的方面」，對自己及家人的健康總是「提心吊膽」的！

「眼睛虹膜」可以作為隨時鑑察及追蹤效果的最佳明鏡與工具。

對於有害商品更是一塊「照妖鏡」，常吃不利健康的食品，及長期接觸有毒物品、不良生活習慣等，體內會快速累積毒素，

使用「虹膜檢視」，會給自己及家人「震撼式的教育」！會讓人及早警覺，防範未然，因此，「虹膜檢測」隨時提供警訊，是最佳維護健康警報器。

（五）可以全面提升美容、塑身、瑜珈、按摩等之效果及業績。

我們知道，「誠於中，形於外」，從體內的清潔、健康所自然散發出來的外在健康形象，才是真正的健康。因此早有「有識之美容業者」，運用「眼睛虹膜檢測」，使客人從體內開始淨化，帶給客戶非常大的震撼與改進！因此規模及業績的成長也甚為驚人，可供大眾參考。

由於「虹膜檢測」可以隨時、清楚看見身體狀態，因此，諸如瑜珈、塑身、按摩等，效果可以呈現給客戶看，給客戶「從內在改善健康，並美到外表」，令人安心、信心及振奮，不僅增強效果並建立良好口碑，也建構了良好的長久客戶群。

（六）令許多想要健康的人「眼見為憑」，也令許多不願面對健康檢查的人，輕易使用。

「虹膜檢視」可以令許許多多想要真正健康的人，「眼見為憑」，隨時「看得見健康」，才能「掌握住健康」。更讓許多平常不太願意面對自己健康、躲避談論健康的人，可以自己在家輕易使用「虹膜檢視」，落實「預防保健」，以免罹患疾病。

拯救政府財政　造福大眾並解決「預防重於治療」，不知如何落實的迷思！

（七）普及「虹膜學與檢測」可以節省政府龐大之健保、醫療支出！許多國家為越來越沉重的全民健保醫療費用，而大傷腦筋。<u>中國大陸</u>，審慎評估過各式各樣最符合全民保健的方式與工具，結果只有「虹膜檢測」十分可行，已經列為國家重要推廣項目，並發給正式國家考試執照，只是目前專業上還沒有台灣成熟。

今(2009)年7月5日　中國時報頭版

勞健保瀕破產　銀領時代地雷

「勞健保瀕破產 銀領時代地雷」

　　全民健保至今已經虧損達 500 多億新台幣。推估到年底將有 600 億的財務缺口無法彌平！

　　衛生署長<u>葉金川</u>曾經強調，健保費如果不調漲，健保就一定倒！〞可見問題之嚴重！

　　我的看法，政府只要花「小部份的錢」，並大力推廣「虹膜檢測」，就可以轉虧為盈，厚實財政，又全民獲益。實在是低投資，高獲利，一舉數得的好事。

　　其實，原本「預防就重於治療」，健康要找到源頭，不要本末倒置，光在枝末小節上下功夫；而應該運用最簡單安全的方法，讓全民健康又長壽，適合全民使用，並且真能「防病、防癌、防疫、防猝死」，才是名副其實的「全民保健」，也才可能真正落實<u>馬英九</u>總統在今(2009)年 7 月出席台灣健康醫院學會年會所再三強調的，國民健康的重要性以及推動「健康國家」的理念。

「眼睛虹膜檢測」辦得到！

　　這唯一的辦法，就是有一樣東西，可以讓「人人易學，家家可用」，非常安全、準確、簡易，不花錢、省時間的方式，才能夠達到這樣的境界—就是「眼睛虹膜檢視」，才有可能。

　　如果大眾能夠普遍使用簡單方法，就能做好身體保健，民強則國富，自然可以省下大筆的醫療資源與錢財，這是政府部門，須大力支持及宣導的大事。這也需要具有前瞻、遠見，真心為國家、為人民福祉的政治家來幫忙帶領推廣！

（八）可以全面提昇全民健康與水準。

　　觀看「眼睛虹膜」可以幫助大眾，對於基本的保健常識，有所認識，對於基本的身心狀況有所提升。由於長期「檢視虹膜」，自然而然會充實健康方面的知識以及親眼目睹自身與家人健康方面改善的狀況，更會對生活習慣、品質，譬如運動、早睡早起，飲食習慣、健康食品、用品等，都會有所見證、警覺與改進。越來越充實增長健康的基礎與成效，這才是捨末返本的正途，也才可能全面提升全民的健康素質與水平。

為國家、社會提供大量良好工作機會

（九）為國家社會提供大量良好又正當的工作機會。

　　由於「虹膜檢測」是服務大眾長長久久的「良善事業」，而每個人每個家庭都會需要。因此，在教學、推廣、服務，各方面都需要大量的人員投入，可以創造許許多多良好優質的事業機會。

（十）為國家的健康產業、全民健康，乃至其它許多可能藉助「虹膜」的相關行業或領域（比方飛行器上裝「電子虹膜」，可永保飛行安全以及透過虹膜、氣環，所訂出的環保政策、醫療、製藥、產品監測、管制及公共工程建設、保全等等），提升到一全新的境界，造福大眾，發展出無限利益。

第 15 章
標準健康的「眼睛虹膜圖」

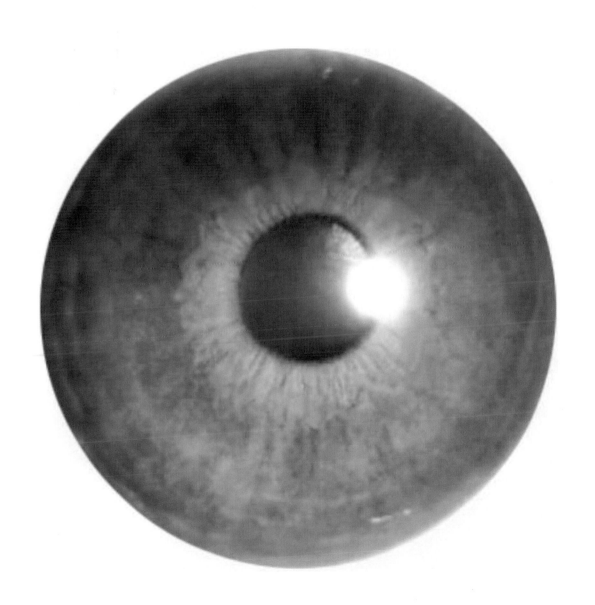

正式進入虹膜檢視課程

第 16 章
「虹膜檢視」首先要看的是──
「眼睛虹膜的密度」(體質好壞)

眼睛虹膜的密度(體質好壞)

「眼睛虹膜的密度」正好顯示「個人體質」的好壞。體質佳的，密度就高；體質差的，密度也差！甚至許多的缺陷、凹洞，正反應出遺傳自上代或者祖先較差的部位。

「虹膜密度」一般可分為五種等級，也就是第一級到第五級；也可以分為甲、乙、丙、丁、戊；或者分為 80 分～100 分，60 分～80 分，40 分～60 分，20 分～40 分，0 分～20 分，就像學校的考試成績一樣。

當然，**第一級**最佳，組織纖維緊密，緊實光亮，像錦繡、綢緞一般。

第二級差一些，像耐穿的卡其布；**第三級**更差一些，像普通的混紡布料，已經沈積部份的毒素；**第四級**更差，已經像是骯髒的薄布，若仔細觀察，有些嚴重的也會像「海沙屋」般，呈現出黑而鬆散的狀態，或者出現較多深而黑的裂縫或者大片的暗黑色。**第五級**最差，組織纖維整個鬆散，活像破麻布袋般，隨時有破裂的危機！

以多年來實際觀看的經驗發現，人的體質，真正是一代不如一代！有些八、九十歲的老人家，體質還相當硬朗紮實。而年青人，尤其是十幾歲的小朋友，腸道堵塞、沾黏、嚴重便秘！染髮後的化學毒素遍滿身體；膝蓋骨因為乙狀結腸的長久宿便毒素的刺激而呈現破損狀，相信比比皆是！可怕的是，在外表上很多看不出來，這才麻煩。（見前面案例）在此要非常鄭重的呼籲家長乃至政府部門，要趕緊用心去關心孩子們的真正健康情況，改善孩子們的飲食習慣，真是當務之急啊！

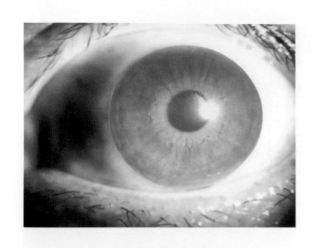 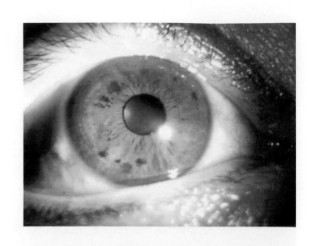

密度佳　　　　　　　　密度差

「密度」顯示「體質」

再說，「眼睛虹膜」的密度，一方面遺傳自先天的體質；一方面更來自後天的飲食、生活習慣及培養、鍛鍊。因此可以度量一個人的筋骨、肌肉的紮實程度，以及抗病力、復原力與再生能力的高下。

目前大多數人是屬於亞健康狀態，在眼睛虹膜所顯示的身體密度多在 2.5 級～4 級之間，也就是約 50 分到 80 分之間的人最多。

「體質是可以改變的！」

「西方醫學之父」<u>希波克拉提斯</u>說得好，「有什麼樣的身體，就有什麼樣的眼睛。」

在「眼睛虹膜」明顯的可以看見，「眼睛虹膜」也是隨著身體的改變而改變的！

因此，透過「排毒」，透過「適當運動」、透過「飲食習慣」的改變，透過「生活習慣」乃至心態的調整、「營養的補充」都可以改變體質的狀態。

「體質」是可以塑造的

從「眼睛虹膜」觀察，可以清楚看到「體質是可以塑造的」！

像許多當過兵的人都知道，一個瘦弱的人，透過適當訓練，像武術、軍事訓練、適當運動加上良好的飲食、作息，也可以鍛鍊出非常強健的體魄和體質。

一個很好的體質，若是不斷的耗損糟蹋，不加保養，也會變成隨時可能壞掉的「破麻布袋」！

養成全家人「觀看虹膜」的好習慣，「增進健康，增強體質」看得見

因此，「全家人」都可以透過「檢視虹膜」，看清楚每個人的身體狀況，「對症改進」，而且都一定得先從「排毒」、從飲食、從運動，從生活習慣開始改善，增強體質，健康看得見。

並且，一定要有耐心、信心、毅力，持之以恆，在一段時間內，自己及他人都會看得見，越來越好的健康狀態。

註：（簡便小儀器沒有儲存、比較的功能，但是可以與我們專門人員聯絡，作每一段時間定期的拍照儲存、放大、比較，以作為健康狀況改善的參考，但要收取費用。）在此也祝福大家都能越來越健康、長壽、快樂、幸福。

第 17 章
身體酸度(Acids)、發炎(Inflammation)
及卡它黏膜炎(Catarrh)

位置：

可出現於「眼睛虹膜」的各部位。

現象與說明：

據醫學研究發現，絕大多數的癌症病患都是屬於「酸性體質」，而只要是不健康的食物或者物質，都會在體內產生「酸性」。尤其吃肉在身體裡面會產生「酸毒」，使身體成為「酸性體質」；蔬果則多為鹼性。

現代人因為大環境的嚴重污染，比方空氣、水、土壤、食物、農藥、重金屬、化學添加物等等，以及缺乏運動、各種壓力，尤其不正確的飲食習慣，大量炸、烤肉食、精緻鹽、糖、米、麵包、反式脂肪、酒等等大量過酸食品，造成人體組織器官過度負荷而產生各種酸毒！人體會產生 32 種以上不同的酸，像肺臟會因為二氧化碳排出不全，而產生碳酸；而神經系統也會產生磷酸鹽等酸毒。

「酸性體質」會形成所有疾病的基礎

著名的營養學家楊格(Dr. Robert O. Young)曾說：「當身體中體液和組織酸性過高時，就會形成所有疾病和問題的基礎。」

當身體器官負荷過重，酸的產量大增而無法排出，在「眼睛虹膜」上，相應器官區的纖維就會泛白；若有凹陷，其底部也會現出銀白或者銀灰顏色；如果正在發炎，就會呈現「金鵝黃色」或者「金橘黃色」。

各種最新的醫學研究報告，都指出，人要「年輕、健康、長壽」，就必須每餐多吃「新鮮天然有機蔬果」。

「卡它黏膜炎」現象

　　「發炎」是身體抵抗病菌的正常反應，也是身體健康重建的一項必要過程。

　　當身體健康狀態出現問題，抵抗力變差時，身體就容易生病。而為了抵抗和消滅病菌、病毒的侵犯，就會發生所謂「感冒」或者相似的症狀，比方發燒、頭痛、頭暈、或者出汗、流眼淚、流鼻涕、腹瀉等現象。這種人體黏膜組織大量排出分泌物的現象，就是所謂的「卡它黏膜炎」（Cartrrh）現象，是人體在受到感染，發炎或者過敏時，自然的反應過程。

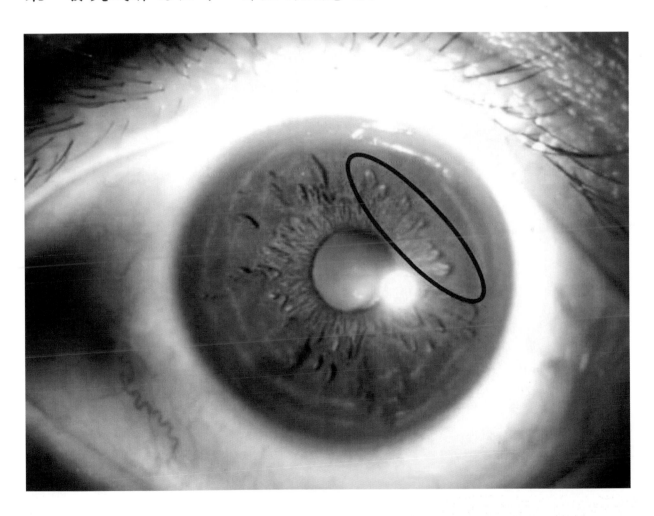

　　前面已經提過，「眼睛虹膜」的確會反應顯示出以上現象，尤其是體內毒素過多，身體充滿酸毒，腸道內的「卡它黏膜炎」現象會特別多，這也是實際「虹膜檢視」，對預防保健的一大貢獻。

「卡它黏膜炎」是身體急須排毒、調整的警兆

其實這也在提醒我們，身體的健康，免疫能力有了問題，身體急須排毒，生活習慣急須調整，飲食習慣急須改變的一項警兆！這樣才能夠讓身體有機會進行修復及復原的工作。

因此，可以這樣說，「卡它現象」是人體自清的一種方法與過程。如果動不動就用「藥物」等非自然的方式去壓制的話，就可能變成日後另一種疾病的開始！

「體內毒素」，切不可用「抑制」的方式，一定要讓其順利排出，才不致於造成「自體中毒」，毒害自體！

因為，這些原本應該從體內排出的毒素，若是受到抑制而繼續殘留在體內，越積越多的毒素會在身體較虛弱的器官伺機發展，形成哮喘、肺炎，關節炎、腫瘤，甚至癌症等種種慢性疾病！

「卡它黏膜」(Catarrh)這個字起源於古希臘字(Iflow)

「卡它黏膜」(Catarrh)這個字起源於古希臘字(Iflow)，意思是「我流出」。

當人傷風、感冒，受到病菌侵犯、感染，身體自然會生起防禦、殲滅、自癒、復原的種種作用，並藉由「排泄」，像發燒、出汗、眼淚、鼻涕、尿液、腹瀉等現象自然流出，是身體正在進行血液及體內的「清潔」作用，而「清潔」本身就是「痊癒」的部份現象，是身體自癒的本能反應，不應該輕易就加以干預或壓制，使體內毒素又壓抑回去，引發日後的慢性疾病，實屬不智！

趕緊學會「虹膜檢視」以長保自己及家人的健康

應該趕緊學會最簡單的「預防保健」方法—「眼睛虹膜檢視」，常常觀察自己及家人的健康狀況，以預防疾病，長保健康。

現代人多活在「半健康、半活著」的辛苦狀態！

尤其現今普遍的現象，醫院、診所、藥局及藥商廣告，都要人們「吃藥」。動不動就吃藥的結果，會強烈阻礙了身體的排毒

作用，導致身體「自癒能力」一次又一次的受到重創，埋下了日後重大疾病的潛在因素！

「癌症病人」共同點：一是「酸性體質」；一是「長期用藥」

據醫學研究報導，許多「癌症」病患有兩項共同點，一是「酸性體質」——"崇尚肉食，少食蔬果"；一是「長期用藥」。

因此，不正確的健康觀念及生活方式，造成目前大部份的人，都無法擁有完全乾淨的身體以及完整的健康，都處在『半健康、半活著』的辛苦狀態，值得省思！

人人俱備才「千把元」的小小「虹膜觀照儀」，做為第一道「守護全家人健康」的工具

為了全家人長長久久的健康與幸福，最好人人都具備才「千把元」的小小「虹膜觀照儀」，可以隨時察看健康狀態，做為第一道「守護全家人健康」的工具，養成常看的習慣，為「全家人健康」把關！發現毒素，趕緊排除。「預防保健」是靠平日的預防，而非一下子的預防，是每個人天生的權利也是責任。

「眼睛虹膜檢視」解決無法「天天全身健康檢查」的困難

「預防保健」著重在平日的保健，如果能夠像爬樓梯般，看得見每個階梯，就可以平穩的往上爬。如果隨時可以看得見自己及家人的「健康現況」，一定可以更加健康。

一般人，即使醫生，都不可能，每天做「全身健康檢查」，而「眼睛虹膜檢視」，正可以突破這個「迷思」，讓「個人與家庭」藉著一個小小儀器，隨時觀察體質變化、健康現況，毒素的累積分佈以及改善的重點與效果，使健康看得見，才掌握得住！尤其，因為「眼見為憑」，許多人才肯相信，才會警覺！同時，也可以補助醫院、診所、「全身健檢」以及各種檢查與儀器之不足與盲點，更可以及早發覺並大量避免「癌症末期」為時已晚的遺憾！

　　尤其，健康是靠自己，不是靠別人，也不是靠醫生，「西方醫學之父」希波克拉提斯即說：治癒是靠自己的自癒能力，醫生只是從旁協助而已！

參考資料：
詹森博士著 Tissue Cleansing Through Bowel Management（整頓腸道淨化組織）李加晶博士・李力晶博士譯
在此致上崇高敬意與感恩並廣為大眾推荐這些珍貴的好書。

第 18 章
「眼睛虹膜」第 1 環
胃環（Stomach Ring）

位置：

　　所謂「先天命門，後天脾胃」，意思是說，一個人先天的健康看命門（腎氣）的強弱；後天的健康則看脾、胃、腸的強弱。又說脾胃為後天之本，為倉廩之官。可見胃的好壞，功能強弱與後天健康息息相關。「倉廩之官」是管理糧倉的官，表示胃接納各種食物以後，在脾臟生化為氣血，再經由小腸吸收，並輸送分佈到全身，包括五臟六腑，因此中國古典「黃帝內經」說「胃者，五臟六腑之海也」，也就是說五臟六腑的滋養全來自於「胃」。

　　而胃在「眼睛虹膜」的顯現位置，正好是瞳孔區，也正是整個虹膜的中央區；「胃」的大小、功能是否正常，以及是否下垂，都會顯現在「瞳孔」即「胃區」，胃是否潰瘍、結痂會顯現在瞳孔邊緣的第一環（胃壁）亦即「眼睛虹膜」的第 1 環「胃環」上。（見圖）

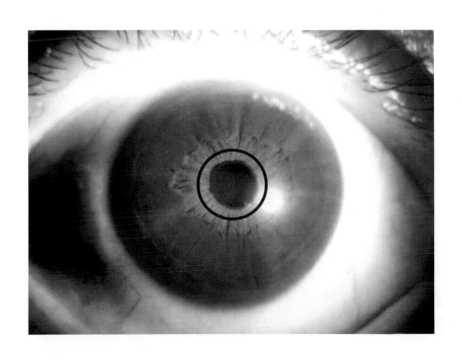

現象與說明：

　　胃功能健全，則「胃環」光潤圓滑、色澤均勻呈現穩定狀態，瞳孔會呈圖形，直徑約為虹膜直徑的三分之一。清晰整齊，無瑕點、無增厚、無斑塊、無結痂。

　　如果胃部黏膜或者胃壁組織功能等受到損傷、發炎，則會在胃環產生結痂或者泛白的現象，像胃潰瘍、胃酸過多，侵蝕到胃壁等等，都要留意！

（1）當胃環有黑褐色的突出物時，已經顯示胃部黏膜、胃壁組織等已有損傷，比較脆弱，要特別加強「胃腸保健」。比方說細嚼慢嚥，多嚥口水，多吃當季當地有機蔬果，吃適量生木瓜也很有幫助，切莫暴飲暴食，晚餐更不可以太晚吃又吃太飽，最傷胃！儘量避免不健康食品、用具等；熱食或熱飲等，不可以用塑膠類材質盛裝，大量酒肉最容易將胃部撐大！

（2）當「胃環」（瞳孔）直徑小於虹膜直徑 1/3 時，表示胃部緊縮，或者有痙攣現象。

（3）當「胃環」（瞳孔）直徑大於虹膜直徑 1/3 時，有時達到 1/2（點散瞳劑除外）則表示胃部過於撐大，胃的攪動、旋轉、磨碎、擠壓的功能必定降低許多，呈現彈性疲乏，胃部功能失常。

（4）若「胃環」（瞳孔）呈現橢圓或扁平，則多為「胃下垂」的現象。

（5）「胃環」（瞳孔）中出現藍光或者是碧綠色光，則顯示眼壓過高，亦即腦壓過高，會影響腦神經的功能，常出現於長時間打電腦的「電腦族」。

（6）由於胃酸的酸度非常高，甚至超過鹽酸，因此必須有胃黏膜來保護胃囊，不讓胃酸傷到胃壁。如果胃環呈現不規則小圓點時，即顯示胃部的黏膜較脆弱；若是出現黑褐色的結痂，乃至增厚

，都顯示胃黏膜已經慢性發炎及受損！須特別保養、修復，以免潰瘍、穿孔，甚至惡化成胃癌。

(7) 假使胃充血，胃酸分泌過高，胃區會出現白色；急性胃酸過高，則會出現打嗝、胃痛及胃灼熱。

多吃天然新鮮蔬果，不要吃含有添加化學成份的食物。以及炸、烤肉食或者含反式脂肪的糕餅類等食物都應該儘量避免，所謂"病從口入"吃錯了當然會生病！一天一些毒，積久就會致命！就像慢火煮青蛙一樣，實在可怕。

生吃「木瓜」對「腸胃」很好。

在此也建議大家，常吃「木瓜」，青木瓜含有大量「木瓜酵素」，對胃腸特別有益。

日本預防食品研究協會理事長中川榮一，醫學博士及酵素食品研究所所長馬場正勝，對「木瓜酵素」作過長久的研究，著有「木瓜酵素的奇效」一書。書中強調：「木瓜酵素」不僅可以治療胃潰瘍等胃腸病，更能強力分解體內衰敗的細胞組織及廢物。

一般來說，每種酵素只對特定物質起作用；而「木瓜酵素」卻對蛋白質、脂肪、碳水化合物，以及所有營養素都有正面作用，對呼吸困難或咳嗽也有效；木瓜含有大量的維他命C，是壞血病的特效藥。

「天使之果」－－木瓜－－「萬壽瓜」

更有研究認為「木瓜」起源於1億5千萬年前的恐龍時期，由於「木瓜」特有的分解「蛋白質、脂肪、醣類（碳水化合物）」三大營養素的特性，對大如恐龍的生存有決定性的作用，而木瓜中的植物活性更成為支撐恐龍能夠繁衍長達1億5萬千年的能量。

「木瓜酵素」也具有暢通血液，重建血管的功能，因此對腦部及體內缺氧（易造成失智、癡呆症），血管阻塞、視網膜出血等，也有好的效果。

據明朝李時珍＜本草綱目＞記載，木瓜平肝和胃，舒筋絡活筋骨、降血壓。

現代醫學也證實，木瓜，含有大量胡蘿蔔素（熟）以及維生素A、B、B1、B2、C及鐵、鈣、木瓜酵素、有機酸、蛋白質、高纖維等多種營養素以及 17 種以上的氨基酸，而維生素C，更是蘋果的 40 多倍，能有效預防感冒。

「木瓜」能護肝顧胃降脂消炎、通暢血管、養顏緩老、增強體質，對人體大有助益，因此，早被稱為「天使之果」以及有「萬壽瓜」的封號。惟木瓜含有木瓜酸，每次不要過量，尤其空腹時，更不宜吃多，需注意，吃好的東西，也要適當才好。

在台灣，「胃」不舒服的人非常多，很普及，這跟環境、壓力、飲食有關。

一般，「胃」是喜暖畏寒的！據研究，喝一杯冰水，胃會停止消化功能約 30 分鐘，因此吃飯前後，儘量少喝冷飲，平日冰冷的東西也要少吃。

每餐吃一點「老薑」，可以暖胃祛寒，尤其經常生吃有機蔬果的人，洗頭不吹乾、常游泳的人，常喝冷飲的人，淋過雨後，更要記得！據記載，至聖先師孔老夫子，每餐都有老薑，但不吃多。

早晨起床，最好先喝一杯現擠檸檬的溫開水，對胃對身體酸鹼平衡對循環系統，對排毒都有幫助，也會較有精神。

還有照顧胃的方法，除細嚼慢嚥，多吃當令當地有機蔬果外，像較有黏性的秋葵、川七等也可以多吃；而酒、辣椒、鹽、咖啡、可樂等刺激或冰涼飲食應儘量避免，將胃腸養好對健康非常重要。

若是胃壁有受損、潰瘍等，不是太嚴重的話，可以依照陳俊旭博士在「健康大秘密」這本書上說，每天起床後，空腹喝15～20c.c 的有機冷壓苦茶油，然後續躺30 分鐘，會在胃壁上形成一層修復膜，一個月後，大部份的胃潰瘍或食道逆流都會有所改善。

至於現代很多人患的「胃酸逆流」的情形，據哈佛醫師許瑞云醫師在其著作「哈佛醫師養生法」所述，只要他們每餐只吃同類性質的食物（比方東北產麥、南方產米，米、麥是不同屬性的東西，

就不要混在一起吃，而像五穀、十穀米可以挑出來分開吃）。

另外，肉類和澱粉類的東西不要同一餐吃，水果最好單獨吃，特別是瓜類水果不要同其他水果一起吃，甜的水果和酸的水果也不要一起吃；吃飯和喝茶要分開，不然至少要隔開 15～20 分鐘，約一、兩個星期，95％以上的病人都不再有胃酸逆流或者胃脹氣的症狀。同時，據研究不同屬性的食物混在一起吃，容易脹氣，不易消化。

本書中所提到的書，都是很值得購買回去詳細閱讀、深入瞭解參考的好書。在此並為著作者們能夠這麼用心利益大眾，在此深致崇敬、感恩之意。

參考資料：日本、中川榮一與馬場正勝所著：木瓜酵素的奇效。
　　　　　江啟誠編著：健康大秘密。
　　　　　許瑞云醫師著：哈佛醫師養生法。

第 19 章
老化弧(Arcus Senilis)

「老化弧」，顧名思義是人體因為衰退、老化，以致在頭部反射區域形成白色退化性弧狀的一種現象或狀態。

位置：

會出現在「眼睛虹膜」上端11點鐘至1點鐘的腦部區域，寬時會延伸至臉部與頸部區。（見圖）

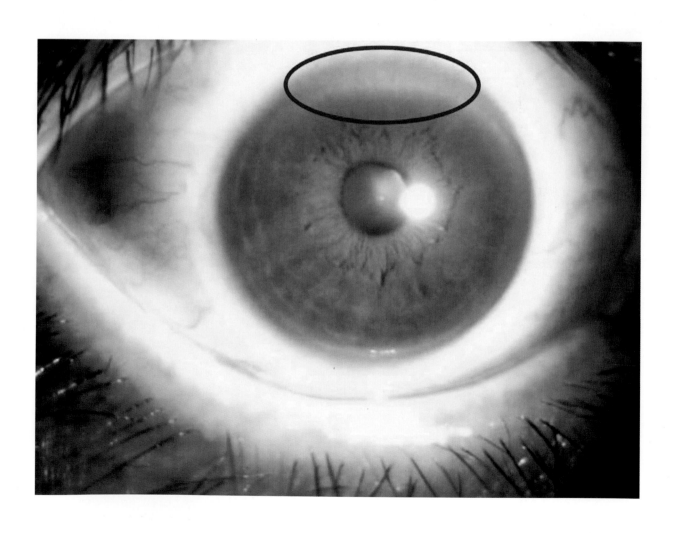

現象與說明：

「老化弧」為部份鞏膜（白眼球）下垂至虹膜上半部的腦部區域所形成的弧狀區塊。

老化較輕，呈白色透明，更嚴重會變成乳白色，越寬越厚就表示老化越嚴重，甚至半個腦區都呈現出厚實灰白的狀態。若是腦部瘀傷未癒，則會呈現暗褐色的老化弧。

在多年的實際見證下，有一項非常重大的發現，就是頭部腦區，它的老化，記憶力衰退，體力衰退，甚至許多的頭痛、失眠、失去平衡，乃至腦下垂體、松果腺受損，所引起的內分泌失調等等都和對應的「橫結腸」有關，在「眼睛虹膜圖」上看得非常清楚。

我們常聽古人說的，「腸老人就老」；修道仙家說，「若要長壽，腸中常清；若要不死，腸中無屎」，古人早已發覺，「腸道與健康長壽」有極為密切的關係。更說，「人之將死，腸子先爛」，都在告誡我們「腸道」的清潔與健康是多麼重要！

像近代英國「皇家醫學會」也早已證明，腸道中所產生的毒素，多達 20 多種以上，其中俗稱「阿摩尼亞」的「氨」，若濃度過高，經血液及神經傳導，會損害腦的新陳代謝，甚而導致肝昏迷。

又像「甲基引朵(skatole)」的毒性會引起中樞神經功能的紊亂，以及引起口臭。

而毒素中的「組氨」(histamine)，若濃度高也會引起頭痛、甚至腦神經衰弱，及心律不整、血壓過低或虛脫等不適狀況。

而「硫化氫 (hydorogen sulphide)」會增加腸道中毒素的滲透性，也會引起〝神經系統的肌無力症〞。

梭狀芽胞桿菌腸毒素(clostridium perfringengensentertoxin)能夠產生非常毒的腸毒素。

而「酪氨(tyramine)」會使血壓升高等等。

因此，我們在「眼睛虹膜」上清楚看見，頭部老化及受損而導致的頭痛、高血壓、失眠、神經衰弱、記憶力減退等等，實際上和腸道宿便毒素，特別是「橫結腸」的毒素溝有非常直接而密切的關係。

　　實證上，有不少人在清除腸道宿便及身體毒素後，「老化弧」迅速縮小淡化，也不再失眠、不再頭痛，變得神清氣爽，更加年輕等等，許多改善的例證非常多。（如比較圖）所示。

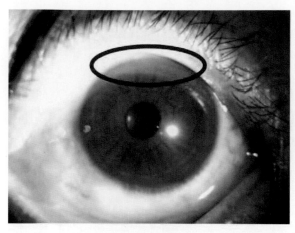
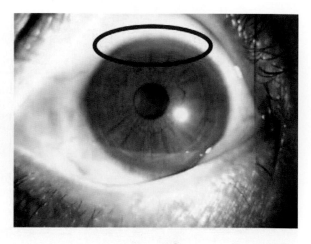

之前　　　　　　　　　　之後

　　另外，經常染髮，使用化學洗髮劑、潤髮乳等、頭部受創、頸椎移位，常食微波食物、缺乏運動、缺氧，不當飲食都會形成或加重老化弧的現象。

　　曾經有位國小３年級的小弟弟，功課突然變差，記憶力也明顯衰退，觀看「眼睛虹膜」，竟然有「老化弧」，追問之下，原來在學校打球時撞到頭部受創，家人趕緊帶他去醫院檢查治療而痊癒。

第20章
「眼睛虹膜」第2環
腸道(The Colon)

位置：

位於「眼睛虹膜」的第2環，占胃環往外三分之一虹膜區，整個圍繞胃環又與第3環的自主神經環相鄰，特別是其在右眼內虹膜，闌尾部份突出至環外；而在左眼內虹膜之直腸及肛門也突出穿越到皮膚環出口，與人體結構完全吻合，真是神奇又不可思議！（見虹膜全照圖）

現象與說明：

人體腸道非常長，分為小腸與大腸。小腸主司食物消化與營養的吸收，前端與胃相連，在腹腔內蜿蜒約6公尺到7公尺，再與大腸相連接；小腸中最短的是十二指腸（十二指頭寬的長度），大約25公分，小腸內面有「環狀皺襞」以及「微絨毛」的特殊構造，可使小腸的吸收面積增大100倍之多。

小腸的後端與大腸的盲腸相連接，而大腸（長約1.5公尺）依序由盲腸（約5公分）、結腸（約1.3公尺）與直腸（約15公分）.所構成，而直腸的末端5公分稱為「肛管」，底部開口，即為「肛門」。

而結腸又可分為升結腸、橫結腸、降結腸及乙狀結腸。

「闌尾」是人體內重要的防禦免疫器官

另外，在盲腸的後下部有段長約5～6公分，粗約0.5公分的尾巴狀突出物，稱做「闌尾」，其內部黏膜下有許多的淋巴組織，是人體內重要的防禦免疫器官。

一般俗稱的「盲腸炎」，割掉的是「闌尾」，不是「盲腸」！

而一般俗稱的「盲腸炎」，事實上是「闌尾」內產生化膿性炎症，稱做「闌尾炎」，而非「盲腸炎」，割掉的是「闌尾」，而不是「盲腸」！（見圖）。

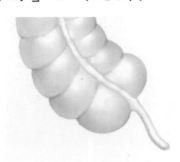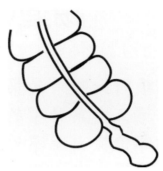

從「眼睛虹膜」可以清楚看見，如果能夠保持腸道乾淨，「闌尾」就不會受到污染而發炎。

如果闌尾受到污染會化膿、腫脹，甚至穿孔，穿孔則易造成腹膜炎，十分危險！

割除「闌尾」20年後，在「眼睛虹膜」還看得見

在「眼睛虹膜」，闌尾割除20多年後，仍然看得見的「痕跡」，十分明顯。（見圖）

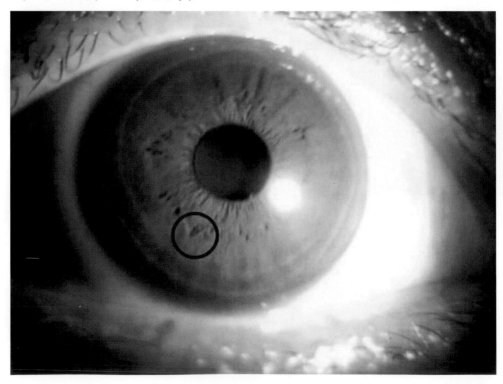

憩室

「憩室」，若從實際解剖學上看，愛吃大量肉食的人，大部份的腸道肌肉層會變得肥厚、短小，因此腸子變短、變硬、內徑變細，腸壁的皺摺也會增加，遇到刺激物，就容易引起「大腸痙攣」！

同時，由於肉類沒有食物纖維，加以較少食用蔬果、穀類等粗纖植物的話，會形成便秘且便量減少。為使那些既硬又小的糞便排出體外，腸壁肌肉就必須大力擠壓，致使腸內壓力異常提高！而腸內欠缺肌肉的部位就會被擠壓出去，而形成坑洞狀的凹穴，稱為「憩室」。（見圖）

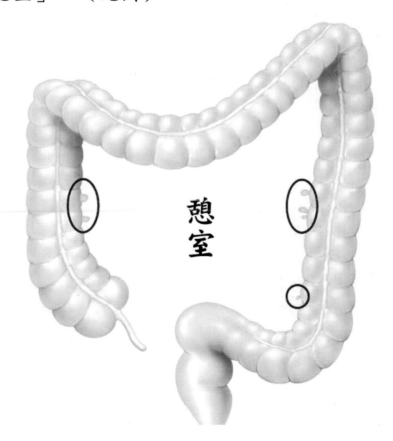

憩室

憩室小的約1釐米，大的有1公分多。從X光或內視鏡觀看，有些人腸道滿佈憩室，光降結腸就有數十顆之多！由於「憩室」是腸道內坑洞般的凹穴，非常容易積存宿便，並產生大量毒素及游離基，經長期刺激腸壁，促使細胞DNA受損而產生變異，就容易產生「瘜肉」，並演變成癌症！而幾乎所有大腸癌都是由大腸瘜肉轉變而來！因此，要避免大腸癌，必先淨化腸道，並且徹

底改變飲食習慣，每餐少肉，多吃天然蔬果，而且天然蔬果至少要占 1/2 以上。

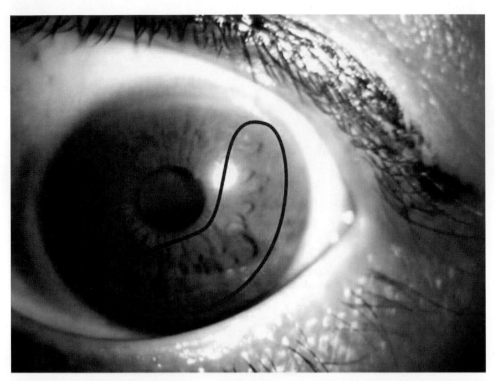

憩室

從「眼睛虹膜」看「腸相」非常清楚！

從「眼睛虹膜」看，腸相不佳的人，身體整體的健康也會不佳。從「眼睛虹膜」的腸道部位，也可以明顯看見腸道的哪一段有憩室、大小、多寡，特別是裡面毒素的程度！（如前圖）

「憩室」顯現於腸道外緣，為大小不等的凹洞，光看虹膜，就可以明顯的看見。

尤其，我們看看今(2009)年 3 月中國時報「焦點新聞」，怵目驚心的報導！

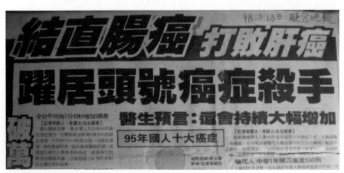

「高油脂少纖維 腸癌成頭號殺手」！

從「眼睛虹膜」觀看，「正常腸道」應該，從「胃環」往外，占約 1/3 的虹膜區，呈現乾淨，無坑洞、無黑點、無黑斑塊的圓環狀態。誠如世界腸胃科名醫　新谷弘實所說，跟臉部有面相一樣，胃腸也有「胃相」、「腸相」，而且觀看「胃相」、「腸相」，就可以得知一個人的身體狀況。胃相好的話，腸相就好；相反的，腸相不佳的話，一般而言，胃相也是不佳的，因為胃和腸本來就是一體相連的。

「瘜肉」多是腫瘤的前身！

而「瘜肉」一般來說，就是從大腸黏膜隆起，宛如疣狀的突起物。雖說大部份的瘜肉，初期多是良性的，但是若不改變飲食，放任下去，也都會有癌化的可能，千萬注意！

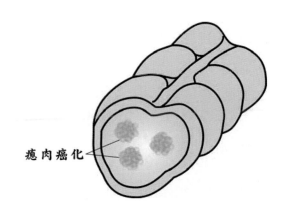

瘜肉癌化

西方醫學發現：所有慢性病的根源都和「腸道」有關！

西方醫學發現，所有慢性病，追根究柢，其根源都和腸道有關！甚至「每個病人都有腸道方面的問題！」不佳的腸相，是人們健康問題最主要的根源！

任何病，要有療效，先治「腸道」！

世界名醫也是「虹膜學大師」伯納德・傑森即宣稱：「在治療超過三十萬個病人的過程中，我總是必須先治理他們的腸道，才能獲得任何療效。」

發現「神秘的腸道」

在生物解剖醫學也發現：

1. 人體 70%以上「淋巴組織」分佈在腸道。
2. 「腸道菌叢」的失衡，是諸病根源。
3. 腸道的「神經感應元」比大腦還密集。
4. 已經發現及證實的「腸道穴道」就有 70 多處。

因此，腸道也被稱為「副腦」

「若要長生，腸中常清；若要不死，腸中無屎（宿便）」

再說中國數千年來，道家修鍊長生不老的典籍中即記載：「若要長生，腸中常清；若要不死，腸中無屎！」佛家也一再警示人們，要吃長素，不要食眾生肉。「肉」之一字，涵意是「人吃人」。所以說，肚子裡是「停屍間」是「動物墳場」，人的九孔常流不淨，是個「臭皮囊」。「人之將死，腸子先爛！」提醒世人及早「淨化自己，昇華自己。」

從多年「眼睛虹膜」的實際觀看來說，「腸道毒素」、「淋巴毒素」，確實是身體健康的「兩大病源」！

尤其是「腸道毒素」，明顯的會就近透過第 3 環的「自律神經環」產生尖角或箭頭，不斷的刺激及損害我們身上的所有器官、臟腑與組織。

比方，橫結腸內的毒素明顯破壞了橋腦、松果腺、腦下垂體的功能，並造成體力、判斷力變差以及頭部老化（老化弧），記憶力減退、長期頭痛以及失眠。

（見圖）這一位公家機關，60 多歲顧問，已經 3 個月沒辦法入睡，並經常頭痛，痛苦不堪！我們明顯的看到，症狀的根源不在頭部，而在「腸道」！從橫結腸毒素，已經產生七、八條既長且深的「太陽毒素溝」，像七、八把利刃，插在頭部，當然嚴重頭痛及失眠，治本之道，先「清腸」，斷其病根！是最直接又最快速的方法。

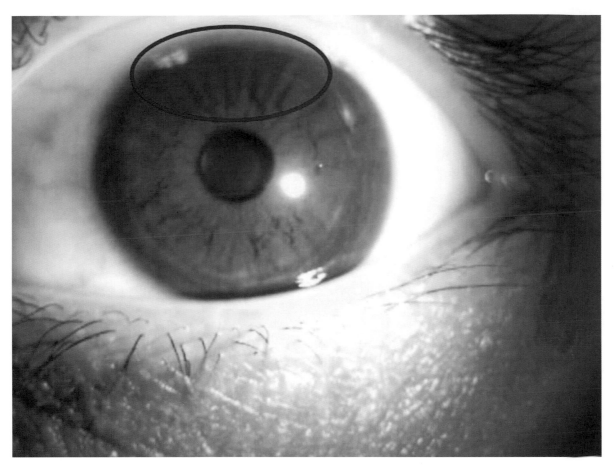

精神病患與「腸道」

多年前，曾聽一位名醫的心得分享，他看過的病人裡面，有憂鬱症患者，有精神分裂症患者，還有急性精神病患！經他診斷以後，都是**先幫她們「清理腸道」**，效果非常快，非常好。他認為這些病症實際都跟「腸道堵塞」或者「腸子嚴重扭曲」所產生的反射症狀有關連。

胃腸與「惡夢」

依據格爾森醫生的研究發現，**70%** 慢性胃腸病患的胃腸，會引起惡夢！當病患在做惡夢時，胃腸也正在急劇顫動。

台灣成年人平均宿便3~5公斤

在「眼睛虹膜」的實際觀看，我們會發現，多數人的腸道內都沈積有「沒排乾淨的宿便」，據研究，一般美國人，平均有宿便 **2~5** 公斤；台灣成年人平均也在 **3~5** 公斤左右。

孩童健康亮起紅燈，家長與政府應該趕緊正視！

尤其，我看過一些十幾歲小朋友的腸道環，沾黏、堵塞、便秘、毒素，問題之嚴重，出乎想像！家長、政府都要趕緊正視孩子們「嚴重迫切的腸道以及毒素問題！」

這些國家未來的菁英，須要家長與政府，趕緊透過「虹膜檢視」，或者其它的檢查方式，看看這些孩子，已經有多麼嚴重的健康問題！看了會讓人非常震驚、擔憂與心急！

趕緊停食「反式脂肪」，又稱「殺人脂肪」

記得多年前，去到某些公家單位，看到不少同仁，麵包、蛋糕，一盤盤、一袋袋買去吃。

我在看「眼睛虹膜」時，就曾多次鄭重提醒她們，千萬注意不良油脂（素奶油）等以及太多不為人知的化學毒素的危害！

像日本曾經在抽驗市面上的便當，一個便當就含有 70 多種的化學毒素！

現在的環境，不論達官貴人，還是市井小民，潛在的健康問題都很嚴重，急須「全面檢視」！何況「無知也是一種罪過」，現在已經不同過去純淨的環境，保護自己及家人的健康都必須藉助「虹膜檢視」，才能遠離危害。

大家都應該趕緊正視這些嚴重的健康問題！

腸中溼熱的宿便，可以產生 36 種以上致癌毒素

再說，據研究報告，腸中溼熱的宿便，甚至會形成堅硬的「糞石」，可以產生 36 種以上的致癌毒素！像「氨」即阿摩尼亞（ammonia）會引起眼睛結膜炎、氣管炎、肺炎等還會損害腦部的新陳代謝能力，促成老化、記憶力衰退等；「引朵」會引起膀胱腫瘤；組氨（histamine）會引起頭痛、神經衰弱、心律不整、血壓過低等等，對全身器官組織、身體功能都會產生重大影響，甚至肌膚的美醜也都受影響。所以平日飲食一定要高纖、天然蔬果、運動，以「腸」保健康。

另據研究報導，「忍住便意」，腸壁就會開始吸收腸裡毒素並流入血液帶往全身。而有排便困難、便秘的婦女，比較容易罹患乳癌。

而古文明埃及人，老早就曉得「腸道」健康對人體健康的重要性，只有精於腸道健康的醫生才有資格擔任最高級的埃及皇族的御醫。

常言道：「病從口入」！而如何「吃出健康」，一定要有正確的認知。

「眼睛虹膜」提供我們「每天的健康資訊」

「眼睛虹膜」，提供我們「每天的健康資訊」，讓我們可以輕易掌握每天健康的狀態，眼見為憑，落實「預防保健」的實際工作與成果。

從「眼睛虹膜」看到「民以食為天」的意涵

整個眼睛虹膜區，「胃和腸道」幾乎就占了三分之一，又位於整個虹膜的「中央位置」，掌管「進食與排放」的重大工程，正是「人體健康、長壽的中央樞紐」，也印證了「民以食為天」的人體結構意涵。

當腸道區受到長期不當的飲食或者生活習慣影響而產生異常現象時，就會產生不同形狀、變化及傷害！（見圖）

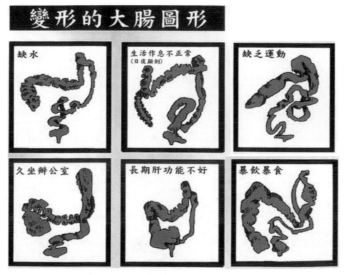

（參考資料：美國約翰霍普金斯大學醫學院）
DR. BERNARO JENSEN. PHD.（波尼特博士）

正常腸道

所謂：「酒肉穿腸過」，長期吃肉又喝酒，最容易形成寬而鬆弛的腸道）。

正常的腸道（見標準虹膜圖），圓滑、乾淨、1/3 寬度、沒有凹洞、蠕動正常。而長期酒肉、過飽、晚上宵夜，會使腸道長期擴張，變成鬆弛無力的現象，即食即出，會影響營養的攝取與均衡。

（見圖）一位老闆，長期「焢肉配高梁」，體重 100 多公斤，腸道是一般人的兩倍寬。

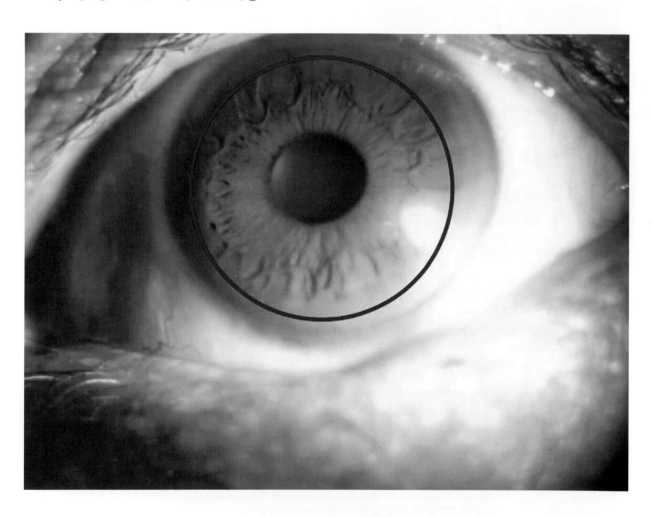

而經常容易緊張、不安，或者長期吃過多油炸、燒烤的肉食，加以蔬果纖維不足，腸道變短、變窄、變硬，也會形成嚴重緊縮的狀態，非常不利排便，極易形成「便秘」而引起「自體中毒」，使全身毒化受損！（見例13圖）

〝腸道蠕動無力〞會看不見「自主神經環。」

最可怕的是，腸內堆積過多「宿便」硬成糞石，產生憩室、瘜肉、癌化！（見圖），一位 30 多歲男士「腸癌」病患的腸道。

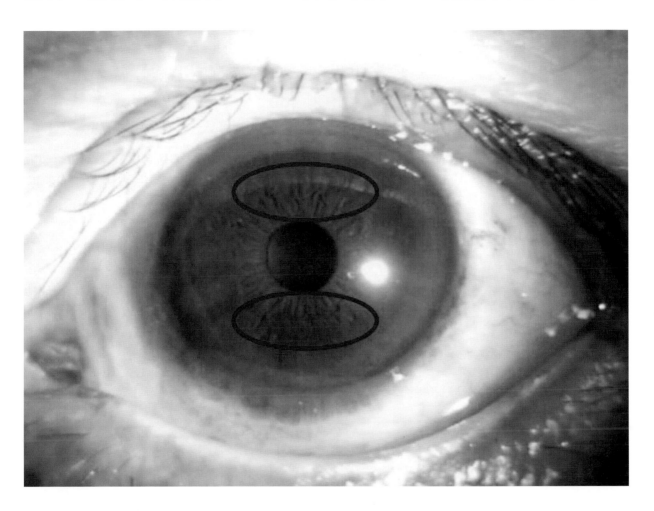

好的建議

經過一晚，身體會產生許多酸性物質，因此，早晨起床後，可以先喝一杯"用半顆或一顆有機檸檬所擠壓的新鮮、純淨、溫熱的果汁。

可以刺激腸道蠕動，排出廢物毒素，並平衡血液的酸鹼值，對健康有益，如果，飯後 1 小時，再飲用 1 茶匙的有機冷壓橄欖油或 1 杯溫的有機蘋果，對排出膽、腎結石有益，最好先請教專家。

太多人誤解了「便秘」，延誤了「健康」！

許多人都知道，「宿便與便秘是萬病之源」，但是卻有太多人誤解了「便秘」的含義，更耽誤了自己的「健康」！

在多年「虹膜檢視」的經驗中，常有人會說，啊！怎麼可能，我每天都有正常排便啊！甚至還有人不服的說，我每天都排 3、4 次呢！怎麼會呢？！當然也有人一、兩個禮拜甚至更久才排便一次，是嚴重便秘的人。

針對「便秘」，美國曾經做過這樣實際的研究，就是有 300 位人士願意接受研究調查。其中有 285 人都自稱腸道正常，沒有便秘；而承認自己患有便秘的人僅有 15 個人。經過審慎檢查，結果剛好相反，也就是說，事實上，只有 15 個人沒有便秘，而 285 人都有便秘！甚至有人每天排便五、六次，經過檢查，腸壁上還緊緊黏著著許多陳年的宿便！散發出惡臭與毒素。

可見得太多人誤解了「便秘」以及「宿便」的真正涵義！

其實「便秘」就是「糞便殘留在腸內，秘而不出!」秘而不出的糞便就叫「宿便」

顧名思義，「便秘」，就是「糞便殘留在腸內，秘而不宣，秘而不出！」就叫「便秘」；而"秘而不出的糞便，就叫「宿便」"，就這麼簡單。

「便秘」的危害！

「宿便」長時間滯留在溼熱的腸道裡就會產生大量的「毒氣與毒素」！據正式的醫學研究報告，「宿便」可以產生 36 種以上的致癌毒素，像「氨」，即所謂「阿摩尼亞」（ammonia）會透過血液以及神經傳導，損害腦部的新陳代謝而引起肝昏迷，還會引起眼睛、結膜、肺、氣管等處發炎。甲基引朵（skatole）會降低循環系統功能並干擾中樞神經系統功能，並引起口臭！組氨（histamine），濃度過高，會引起頭痛、神經衰弱、心律失常、血壓過低等等問題。苯酚（phenol）會使骨骼、腸道黏膜以及肝、腎細胞等受到損害。梭狀芽胞桿菌腸毒素（clostridium perfringensentertoxin）會產生非常毒的腸毒素。引朵（indole）則會引起膀胱腫瘤等，十分可怕！

同時曾有實驗，以超過 72 小時的「宿便」，注射到老鼠身上，老鼠就會中毒死亡！

現代瘟疫！－－「便秘」

據瞭解，研究「便秘」的學者專家，常稱「便秘」為「現代瘟疫」。其實「便秘」已經造成太多太多的世人「病苦」與「死亡」，它是人體健康最大的殺手！而且還在急速攀升中。

除非用「虹膜檢視」或者使用「內視鏡」等醫學器材，一般人還懵然不知「便秘」對人體健康所造成危害之嚴重性！

「腸道便秘」的毒素會進入細胞造成「細胞中毒」，更會造成人體的「自體中毒」！「細胞中毒」會使細胞的新陳代謝、修補以及再生能力都變得遲緩而沒有活力，排出廢物的能力降低，而肝、腎、淋巴等機能，也會漸漸衰敗而病變！

「便秘」的毒素可以將人從頭到腳損壞殆盡！

總之「便秘」的毒素可以透過血液，透過神經傳導，透過「氣」的傳輸，將人從頭到腳，從內臟到皮膚，損壞殆盡！

從「眼睛虹膜檢視」可以清楚看見其間的關連性！（請參考前面圖片）

「便秘」的形成原因

一般來說「便秘」形成的因素很多，

（1）比方體質、生活習慣、忍便，或者緊張、壓力都會造成一段時間不會排便，像剛入伍的軍人常有的現象。

（2）另外，大量肉食，缺乏蔬果酵素、纖維，最容易形成「便秘」。

（3）習慣精緻、加工、油炸、精糖、精鹽、精白米、精白麵粉，尤其含反式脂肪的油、麵包、蛋糕、及有加入化學物質的食品等等，都容易形成「便秘」。

（4）坐式馬桶，排不乾淨。

（5）其他原因，像不習慣喝水，久坐、缺乏運動、生病、手術、腸內大量缺乏有益菌，腸道變形、過窄、沾黏等等。

較理想情況，每天排便應該 **2~3** 次，要排得乾淨。腸道有益

菌應該有 **85%**，以維持腸道最佳功能。

據研究，許多人如果一天只排便一次的話，身體裡面應當還有六餐的食物與殘渣！如果兩天才上一次大號，依照腸道的正常蠕動來算，身體裡面就會有九餐的食物與糞便，並且會有壓緊的狀態！如果是長期便秘的話，可想而知，腸道膨脹、變形、發酵、毒素、脹氣，樣樣問題都會出現了！參考伯納德・傑森博士 "Tissue Cleansing Through Bowel Management"

可見，光是腸道產生的種種毒素，就足以摧毀身體健康。

「腸道問題」之嚴重！從「眼睛虹膜」，一目瞭然。台灣每年光死於大腸癌的，就已經突破 1 萬人了，比「莫拉克颱風」死亡人數多了近 20 倍！

台灣 **2400** 萬人口，**2007** 年，死於大腸癌的，就已經突破 1 萬人了，而且越來越嚴重！大量食肉其實是早已落伍的想法！不僅損害健康，對地球生態更造成極大傷害。「大腸癌」與飲食觀念、情緒、環境都有非常密切的關係。

從「眼睛虹膜」，一目瞭然問題之嚴重！尤其是青少年。

而美國在 **1981** 年，至少就有 **7** 千萬人患有腸道方面的問題，每年有 **10** 萬人死於大腸癌症。

而 **1980** 年，光是因為便秘，「通便劑」的銷售就已經超過 **3** 億 **5** 千萬美元，可見「便秘」之嚴重及盛行，堪稱隱藏性「現代瘟疫！」不足為過。

據瞭解，假使一般人 7-9 點（最適合吃早餐的時間，吃的東西也最容易消化）吃完早餐，約四個小時以後，在小腸吸收完的殘渣會開始進入大腸；中午 11-1 點，中餐已經進入胃中，早餐殘渣則進入大腸；下午 5-7 點吃進晚餐進入胃中；早餐殘渣還在大腸，中餐殘渣經過四個小時，也將進入大腸；晚上 9-11 點，早餐殘渣準備排出。午餐殘渣在大腸，晚餐殘渣在小腸並將進入大腸。

第二天早上 5-7 點，前一天的午餐殘渣準備排出，前一天的晚餐殘渣還在大腸；7-9 點吃完早餐，食物進到胃中，前一天的晚餐殘渣還在大腸。

　　因此，如果兩天不排便，　至少有 6 餐以上殘渣在腸道裡面，如果長期便秘及排不乾淨，據研究，宿便超過 72 小時就會產生大量毒素，若人體長時間殘留宿便，將有多麼可怕的後果！

　　因此，最好晚上吃得清淡、吃得少或者不吃，讓腸胃休息。每餐多吃新鮮天然蔬果，每天早晚排兩次大號，排得乾淨、並時時心懷愛與感恩，生活正常，常運動，身體一定會好起來的。甚至可以 1~2 週，做一天輕鬆斷食，早餐、中餐只吃簡單有機生鮮蔬果，但是，一定要記得，吃生鮮蔬果，要配些老薑，才不會太寒，喝好水，讓腸胃休息，更能增加腸胃功能，是蠻好的。

參考資料：「虹膜大師」伯納德‧傑森博士 〝Tissue Cleansing Through Bowel Management〞。是非常值得推崇的一本經典著作，台灣有李加晶博士‧李力晶博士兄弟翻譯的中文版。對他們能為大眾所做的貢獻，致上最誠摯的感恩與敬意。

「坐式馬桶是現代文明中最糟糕的發明！」

　　世界名醫，美國伯納德‧傑森博士還有一項非常有名的研究，他認為「坐式馬桶是現代文明中最糟糕的發明！」他發現印地安人，法國、義大利、南美，甚至中國大陸，許多的廁所都是地上一個坑，必須蹲著排便，這是一個最自然，最標準的人體姿勢。

　　試看所有動物，從來沒有坐著排便的！甚至天上許多飛鳥，在空中，只是尾巴向下一壓，便便就排得乾乾淨淨的。筆者特別深入實證：我們蹲著的姿勢，剛好左右兩大腿擠壓直腸道的升、降結腸，將整個腹部形成一個倒〞三角形〞的形狀。

　　將應該排出的大小便、廢物，能夠順利而有效排出，同時也做了很好的腸道、腎臟及腹部的按摩運動。

　　相反的，若是坐著排便，不僅無法擠壓腸道，反而使整個腸道形成不當的壓力，整個腹部的重力壓迫到橫結腸以及腹內各個器官，更因整個臀部受到擠壓，排便更不乾淨，需要更加使力，會使得靜脈血管，從直腸擠出形成痔瘡、脫肛以及腸道、腹內器官的種種問題。我們可以用泥土或者漿糊實驗來加以印證。

　　但是有許多家庭早已使用坐式馬桶，怎麼辦呢？有三個法子可以解決：

第一樣方法：

世界名醫<u>伯納德‧傑森</u>所提倡的，就是如廁時，雙手高舉過頭，您會發現，雙手舉高，同樣形成兩側的升降結腸會往內縮，向下用力時，力量壓迫在直腸附近區域，但是效果不及蹲式排放。若是手酸，可以交互換手，事實上，排便應當大號像小號一樣，才是正常。許多人，一次半小時以上，對健康實在不利。

第二樣方法：

若不能換馬桶，當然可以訂做一個有橫桿蹲著的檯子，套在馬桶上，不需要換馬桶，同樣可以用蹲的。

第三樣方法：

如廁前可以先蹲在地上扶著牆壁或椅子，腳跟抬起，做上、下蹲的動作十多次到 **100** 次並按摩腹部，然後再坐馬桶，如完廁，再做半蹲數十次，可以排出餘便；或者一隻腳蹲在馬桶，另一隻腳著地，然後換腳，也是很好的方法。我教過很多人，反應很好，不要忍便，一忍便，腸道就會開始吸收毒素。

安全第一

但是在此要特別鄭重提醒大家「安全第一」，不要蹲到馬桶上去，不論老少，小心滑倒！因此，先蹲在地上，再坐馬桶較妥。

　　每天的便便，能夠早晚兩三次最好。並且合於：

（1）大便像小便一樣快而俐落。

（2）粗而成形。

（3）顏色正常。

（4）浮在水面（表示消化吸收良好）。

（5）沒有惡臭（有益菌最好佔 85% 以上）。

（6）不沾肛。

（7）排得乾淨，舒暢而沒有便不乾淨的感覺最好。

　　「腸道乾淨」就不會產生各種毒素，神清氣爽，健康才有保障。祝福大家，永遠保持腸道乾淨，長保健康長壽、幸福美滿。

第 21 章
橫結腸下墜（Prolapsus）與頭昏、暈眩、頻尿、不孕、習慣性流產

位置：

腸道在 11 點至 1 點鐘地方（橫結腸）明顯變窄，並垂向胃環（瞳孔）。（見圖）

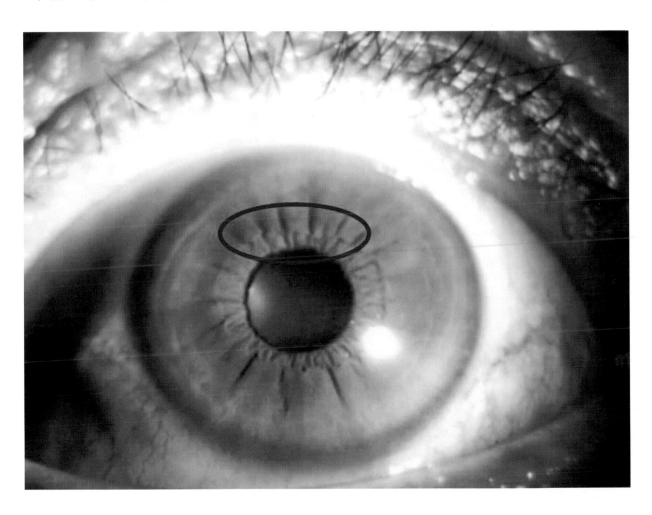

現象與說明：

正常狀態，腸道範圍是胃環到皮膚環靠內三分之一處，「腸道環」會是一個和胃環（瞳孔）保持等距的平滑圓圈。而當橫結腸脫位下垂，就會看見上面的腸壁垂向胃環，使間距變窄，並小於 1/3。越窄就表示下垂越嚴重！並在腹腔內產生重大壓力，又會迫使盲腸與乙狀結腸區（亦即 5 點至 7 點位置的腸道）也變窄，並向上緊縮！

由於「橫結腸」與「腦區」有對應關係，因此「橫結腸下垂」嚴重，會造成腦部退化，記憶力、判斷力衰退、失眠、頭痛；若是因為功能性衰退，沉積許多宿便毒素，更會破壞神經環，使大小腦、腦下垂體、松果腺體受損，又會影響內分泌、代謝循環、思考、平衡等等功能，甚至造成經常性頭痛、失眠、老年癡呆、失憶，急速老化等種種症狀。

同時，由於胃腸相連，「橫結腸脫位、下垂」，也可能會造成胃部下垂，消化功能變差。

還有，「橫結腸」下垂對腹腔內器官影響極大，首先會造成乙狀結腸、膀胱、輸卵管、卵巢、子宮等極大壓力，造成血流不順，小腹突出，毒素不易排出，容易造成這些器官方面的囊腫與癌化！同時子宮、卵巢、輸卵管等受到長期擠壓，變形、扭結，容易造成不孕或習慣性流產，也由於腸道加倍受力，導致「便秘」的機率大增。

同時，若攝護腺受到壓迫，會使排尿困難，而積存之尿液會被吸收回體內，又造成「關節方面」的潛在問題。

「疲倦」是許多疾病的開端

「疲倦」包括「心理」與「生理」兩個層面。心理與生理又相互影響。「心理」需要一切事都能「善解」，學著「看開與放下」，看開是「慧」，放下是「福」，福慧雙修。天下不如意事，十之八九，學著開朗而歡喜的過日子反而不會疲倦。其實，心情一寬，發覺「日日是好日，月月是好月，年年大好年」；「生理」方面，則一定要有足夠的放鬆與休息，常聽人說：「休息是為走更長遠的路」。

　　人一感到「疲倦」，肩膀就會下垂，身往前傾，氣一洩，整個身體會往下壓，如果是經常或者長期「過勞」、「疲倦」，就容易造成「椎間盤突出」或者「脊椎側彎」，會影響全身的神經傳導，造成各部位的酸痛，甚至疾病、猝死！（在歐美，「脊骨神經學」，越來越受到重視與運用。）

　　同時，「疲倦」或「過勞」，會使肌肉慢慢失掉彈性，而「橫結腸」是由右向左橫過腹部，又非常柔軟的組織，若經常「疲倦」或「過勞」就會使組織肌肉鬆弛，就會造成「橫結腸」脫位、下垂的現象。

　　另外，比方體質，或者非常容易神經緊張的人，腸道會呈現整個緊縮的現象。（見圖）

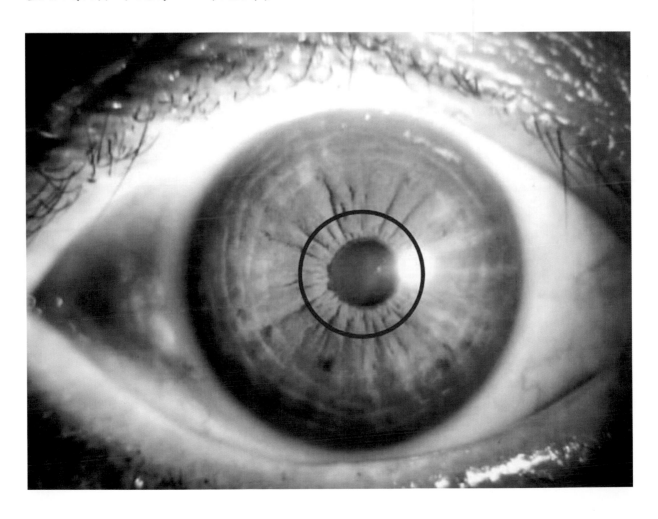

第 22 章
陽光放射溝（Radii Solaris）

又稱：

「毒素放射溝」、「黑色太陽溝」、「太陽狀輻軸」、「陽光輻射紋」，簡稱「毒素溝」

位置：

「陽光放射溝」，是以「胃環」（瞳孔）為中心，從「腸道像黑色太陽光一樣向四周虹膜放射出去的毒素溝狀條紋。（見圖）除瞳孔外，整個虹膜都有可能出現，也就是説，人體「胃腸道的毒素」可以遍佈全身，傷害全身！

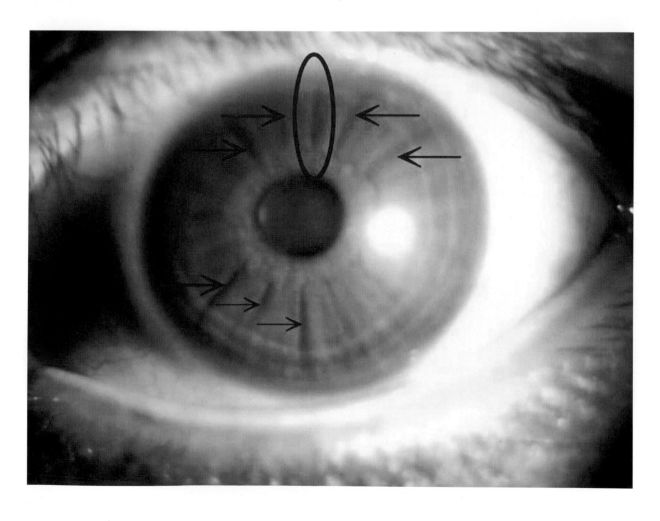

「胃腸的毒素」可以遍佈全身，傷害全身！

現象與說明：

人體胃、腸道剛好在人體的中央，在「眼睛虹膜圖」上看得非常清楚，其中沉積的毒素會隨著血液的流動以及神經傳導、氣的傳輸而遍佈全身，漸漸傷害所有器官與組織！使人體受損，產生病痛，使人快速衰老，乃至死亡。

條紋的粗細深淺，顯示毒素沉積的多少；條紋的長短，即顯示毒素延伸破壞到的部位。

毒素溝的形成，就像河水沖蝕河岸，一般都是經年累月，毒素長期的累積破壞才會造成。「毒素溝」在身體上所顯現的涵義就是「慢性病」、「半健康」、「亞健康」、「半活著」的狀態！

像經常頭痛、失眠、記憶力快速衰退，提早老化的人，會看到「陽光放射溝」像利刃一般穿刺在頭部。如果越粗越多條，毒害狀況就越嚴重！（見圖）

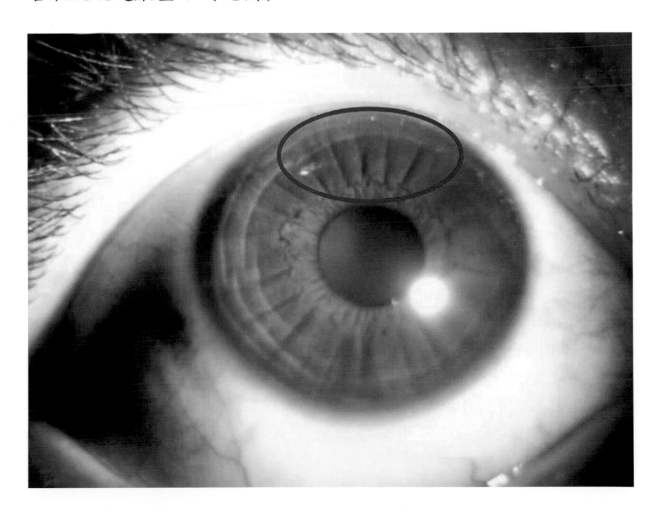

常常有腰背酸痛的人，會看到「陽光放射溝」刺在腰背或者腎臟區。

在腎上腺、腎臟區看到「陽光放射溝」或者黑色點塊，或者其他問題，就該到醫院檢查是不是有「慢性腎臟炎」！

其它像是頸部、子宮、卵巢、膝蓋疼痛，往往都可以看到毒素溝、或者斑塊，就要及早做檢查，及早做預防保健，做排毒！因此「陽光放射溝」是平日做好預防保健，「防病痛、防癌化、防衰老」非常重要的參考指標。

「德國抗衰老配方」L.C.P 或 H.C.P 確實是全身排毒淨化的一種好方法

依據多年實際經驗，發現「德國抗衰老配方」L.C.P 或 H.C.P 是排除全身毒素最快速而且時間短（24 小時內）十分安全又無副作用的一樣保健食品。當然前面有介紹過，以及一定還有很多安全又有效的方法，大家可以審慎參考使用。

全球自然療法最興盛國家德國
「抗衰老 配方」有一套，對體內排毒非常有效

以多年為成千上萬人實際「檢視虹膜」的經驗，在清除體內長年累月所積存的毒素方面，還是以世界預防保健最發達，也是全球自然健康療法運用最興盛的國家—德國，所精心研發的「抗衰老配方」L.C.P 或 H.C.P，最全面、安全、簡單、快速而有效。這套配方是師法五千多年前印度「阿育吠陀療法」的生命養生智慧，也就是「人是大自然的一部份，以自然界的環境為主軸，運用大地的萬物，讓身體和諧地與自然共存，不生病苦，減緩衰老。」以及中國「十二經絡，五臟六腑的循環機制、排毒時間理論」所研發出的一套「運用天然果汁酵素與特選食材的功能以每兩小時清理淨化一項臟器的深層毒素、廢物乃至結石的淨化方式的健康食品」簡稱「24 小時 L.C.P 或 H.C.P」即「只需要花一天的時間即可進行”尤其是全身肝膽（人體濾心）”淨化的一種程序。」

　　就好比車子、房子本來就應該隨時注意保養，但是許多人常忽略了！因此，一定要在損壞前，趕緊做一次整體檢查與清洗。而長久堆積的垃圾、毒物一定先得清除掉，才能上油保養或者換新零件，也才能夠用得更順暢，用得更久。

「不利於人體身心健康的都叫"毒素"」！

　　「凡是不利於人體身心健康的都叫"毒素"」，活在這個時代，體內的毒素這麼多！因此定期的「全方位清洗淨化」對希望年輕、健康、長壽的人，是有必要的！（見圖）

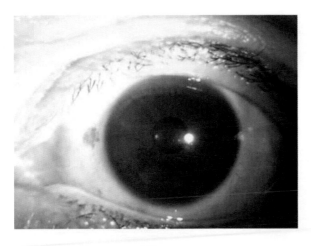 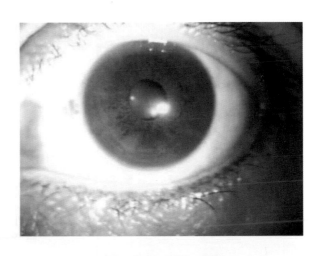

前　　　　　　　　兩個月後

　　特別是「**人體越淨化，身體的免疫力、抗病力、淨化力、自癒力就越強！**」全身細胞、器官、組織就越有活力！人就越不容易衰老。所以常有發現 90、100 多歲的人還在工作，還在服務人群的大有人在，像新加坡國寶　許哲女士，自己 110 多歲了，還整日生氣勃勃，開老人院，照顧許多八、九十歲的老人們。又像星雲大師、上淨下空老法師等，8.90 歲了仍然四處弘法，利益大眾。

　　而這套「**人體淨化程序**」是做成「**全草本水果濃縮萃取液**」，可以讓一般人在家，利用一個晚上與第二天早上的時間，就能輕鬆排除長年累積體內的深層毒素，同時強調百分之百天然，不加人工化學添加物、抗生素、瀉藥、等等，不會造成習慣性或者副作用。排出的種種宿便、毒素、廢物......，像菜葉、穀類、

蟲體等等，許多人會排出翠綠色、墨綠及綠色軟團顆粒，（經過專家辨識應為膽囊結石前驅物）；有的像芝麻或黑糯米大小的顆粒，或者像玻璃碎渣似的白色結晶體，（都應該是膽囊裡的結石）；有的是黃褐色、棕色、黃色軟團或者顆粒，（應為脂肪或纖維化肝臟內之物體！）各式各樣，不一而足。有些人第一次排出硬物一大塊，隔 15 天再做一次，會排出一大堆的廢物！（見圖）

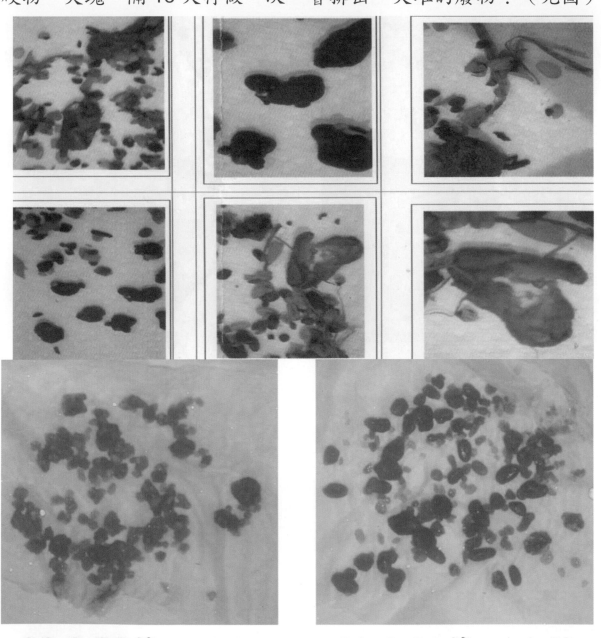

96.6.20第一天排
（林小姐）

96.6.21第二天排
（林小姐）

而橘紅色顆粒或油脂，則可能是腹腔內慢性發炎及重金屬所致之廢油脂；甚至長期不喝水，只喝高粱酒等，所排出之大量柏油狀油脂！也有墨綠色、白色、黃色類似果凍狀體塊，應是體內廢脂肪或油脂。甚至有蟲或者其他體內阻塞物，廢物等等，都是體內不該有的東西。

「眼睛虹膜」可以馬上見證體內毒素的流動與排除

「眼睛虹膜」可以馬上見證"體內毒素的流動以及毒物排出後的變化"！毒素變淡、變少，體內立即明亮起來！（見 90 頁圖）

當然，像伯納德・傑森博士、魯道夫・布魯士、雷久南博士、新谷弘實、陳俊旭博士、姜淑惠醫師、歐陽英老師、梅襄陽醫師、山田豐文、米謝爾醫生等等許多優良療法，都非常值得大家參考運用。大家可以多參考他們的書籍。同時更要注意個人體質、安全性，以及商品品質是不是實在，僅提供參考。

「排毒」是重返健康、年輕、活力、長壽，的第一道功夫

「排毒」也是治療好任何疾病的前置作業。要根治好任何疾病，首先必須「排毒」，把「毒素」排除乾淨，「營養」才能夠發揮最佳效能，滋養全身，健康長壽。就好比要吃最好的美食，先得要有乾淨的碗盤一樣。

前面提過，美國洛克斐勒醫學研究中心，曾經進行了一項醫學史上非常卓越的實驗，時間長達 29 年，就是取一小塊雞胚(chicken embryo)的心臟組織，浸泡在營養液中，讓它取得所需養份，並排出廢物。每天要做的動作就是倒掉排泄物，並換上新鮮營養液。

就這樣，經過 29 年，雞心組織還是好好的活著，直到有一天，實驗室助理忘了去更換溶液，才使它受到自己代謝物的污染而宣告死亡！也就是說，自體吸入自己的排泄物所造成的「自體中毒」，了結了生命，也終結了這項偉大的實驗。

其實，還有兩項極為重要的因素，一是新鮮空氣：一是雞心組織，沒有壓力、沒有恐懼、沒有憤怒、煩惱的心理毒素。

「排除毒素」，人可以活得相當健康又長久

由此實驗證明，只要能夠「排除毒素」不會造成「自體中毒」，並在理想環境下，「細胞」可以活得相當健康又長久的。

也由此可以證明，除了健康飲食外，每天的大小排便、運動流汗、乾刷淋巴、深呼吸，能夠正確有效的「排除體內毒素廢物」，的確是人們「健康、長壽的」第一道功夫。

人人應該趁早藉著「眼睛虹膜檢視」，趕緊將長久積存在體內的宿便，廢物、化學毒素、農藥、結石、重金屬等毒素先行清除，對增進健康、活力，避免疾病，非常有益。

「好·轉·反·應」

「好轉反應」又稱「瞑眩反應」。

古書上即記載，要治好疾病，如果沒有瞑眩反應是不容易好的，就好比要清洗水溝，必然會攪動出許多臭穢之物是一樣的道理。

現代醫學也證實，當身體開始從舊疾中返轉痊癒時，會有「治癒危機」，亦即「瞑眩反應」。

當身體在清除器官、組織，像胃、腸、肝、膽、中的毒素的過程中，可能會造成暫時或一段短期間的不舒服狀況，譬如，白天愛睏、頻尿、屁多、嘔吐、腹瀉、頭暈、頭重、酸痛、皮膚過敏、會癢、出疹、臉、腳輕微水腫、痰多等等，甚至體溫升高，類似感冒、血壓升高，這些情況，一般人在短時間內都會自動消失。這些都是人體大量排毒、自癒、修復中的一種反應。若是體內毒素越多，反應會越強烈，甚至會重複反應。

最好多補充好水、溫水、天然蔬果，適當運動、多休息，謹慎小心，最好有專人指導。

本書完全是以個人及家庭之「預防保健」為宗旨。「預防重於治療」，謹以多年來實證經驗提供讓大家參考。

若有體質特別衰弱、重病患者、特殊體質，懷孕或者疾病，或者年紀過長或幼小都須要請教專業醫師的指示，減量或者不用。

希望大家都以感恩的心、審慎的態度，平安快樂的氣氛中排除毒素並享有健康、長壽、幸福、活力的人生。

第23章
「眼睛虹膜」第3環：
自主神經環(Autonomic Nerve Wreath)
與神經傳導

位置：

在「眼睛虹膜」第3環（見圖），是交感神經與副交感神經相互制衡作用所產生的神經圓環，介於腸環與內臟器官環之間。

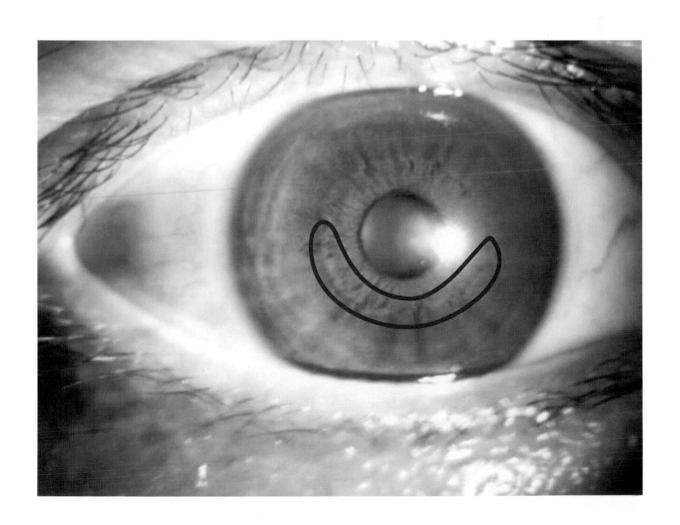

現象與說明：

「自主神經環」又稱「自律神經環」或「植物神經環」。正常狀態應該是隨著腸環呈現為均勻而清楚之圓形線環。

自主神經功能主要是在調節及保持五臟六腑以及各個組織機能之正常運作。像瞳孔的放大與縮小；心臟之促進與抑制，以及內分泌、血液循環、呼吸、消化及排泄等系統的正常調節功能。

正常的腸環上面規則地佈滿神經，因此腸道的任何一處狀況都會反射傳導到全身。

當自主神經受損、失調、紊亂，則在身體與精神方面就會產生異常現象，即所謂的「身心症」，像頭痛、焦躁、抑鬱、失眠、目眩、頸肩僵硬、心律不整、心悸、呼吸困難、舌頭不靈活、注意力無法集中、不安、記憶力衰退等等症狀。

從「眼睛虹膜」可以清楚看到許多人的「自主神經環」都受到腸道毒素的侵蝕、毒化、破壞！由於其最貼近腸環，故受腸內毒素影響最快、最大、最深！然後才擴散到各個組織、器官。

當「自主神經環」很規律、明顯地呈現圓形線環，則表示全身狀態相當正常。

當「自主神經環」產生破損、坑洞、尖角、箭頭狀、或者紅色、褐色、黑色、斑塊等毒素沉積，則表示神經敏感、神經質或者遲鈍及其相對應器官、組織之受損、衰弱、退化及功能不穩定、不平衡之狀態！

由此也明顯觀察到，吃進的食物影響腸道，腸道的狀況又影響到自主神經，而自主神經不僅影響全身健康，也會影響到心理與精神的層面。因此許多宗教都極力倡導「素食」，就是在幫助人們得到身心的淨化，對人的健康、長壽也有極為重要的關係。

若「自主神經環」看不出界線時，則表示神經退化、腸道功能衰退，以及過度自我壓抑的情況，也是一種隱性憂鬱的傾向。

調整心態並多吃有機健康蔬果對自主神經、對健康會有極大幫助。如果身體許可、秋葵、山藥、黑木耳可以多吃，以及改變不當飲食習慣，清除體內宿便，毒素等，另外也可以請好的「脊骨神經」醫師治療，改善的機率很大！

（可以參考「健康大秘密」這本書由13位名醫親身實證的醫療奇蹟。）

第24章
「眼睛虹膜」第4環：生命年輪
最新研究發現「生命印記」

位置：

與自主神經環同一環，為「眼睛虹膜」的第4環。

現象與說明：

據最新研究虹膜的國外醫師發現，從「胚胎」開始，「眼睛虹膜」裡就早已將這一生，何時可能發生重大身體或者心理創傷，預先留下印記。

比方車禍重傷，感情創傷、重大傷害、極大痛苦、父母親人去世等等，從胚胎開始，以逆時針方向在「眼睛虹膜」第4環，以凹洞的方式就已經留下「印記」。

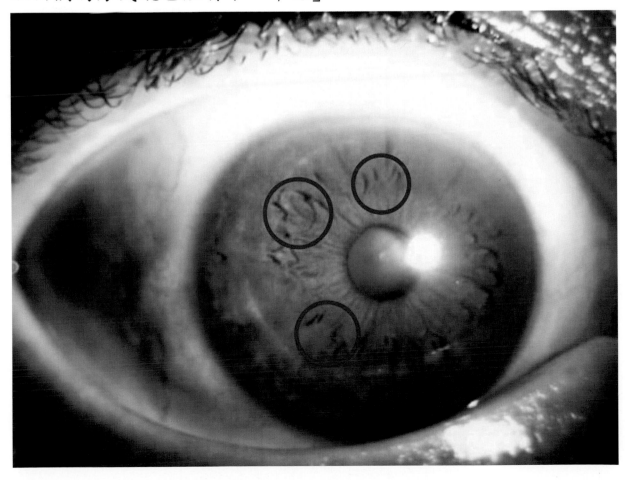

像有些醫學研究指出，許多人在罹患癌病前，多先有受到重大創傷的情況，比方有一案例，一對夫妻同時罹患癌症，追蹤發現，在發生癌病前，他們的獨子才車禍喪生不久，夫妻倆都傷痛不已！不久，這對夫妻就同時被檢查出癌症。

當然，人遇到傷痛，情緒低落，免疫力急速下降，就可能誘發體內癌細胞趁機坐大！據研究：創傷的印記，也就是「何年何月，會發生重大創傷」在出生時，虹膜上就已經印記！（像聖經密碼、中國劉伯溫的推背圖等預示未來）

另外也發現夫妻、情人等感情不佳，癌症會發生在身體右側；親子、同事等會發生在身體左側！

目前，還不是十分成熟的理論，因此，只是一項參考性質！

特別是中國人常說，「禍福無門，惟人自招」，又說「諸惡莫作，眾善奉行」，一善可以破千災！「努力行善」是可以改變命運的。

提醒人們，「喜莫忘形，憂莫傷身！」世事如夢幻、泡影，莫過當真，時間・智慧可以治療一切。謹供參考。

第 25 章
「眼睛虹膜」第 5 環：
內臟器官組織環(Organ Ring)

位置：

身體從頭到腳，絕大多數的器官、內臟、組織都會反射到虹膜最寬的第 5 環區，也就是第 4 環的生命年輪到第 6 環的淋巴循環環之間的環區。（見圖）

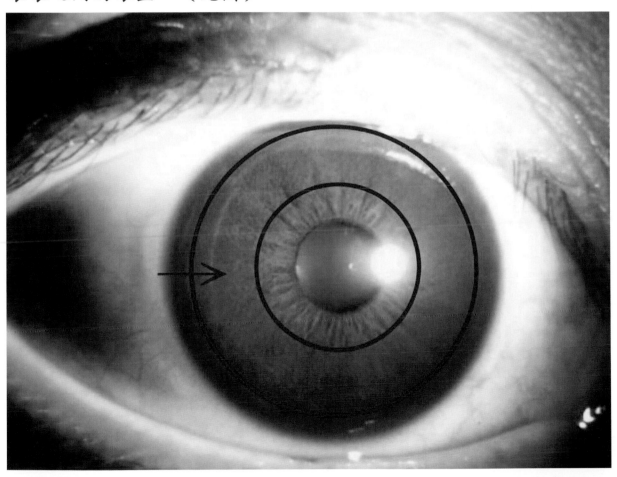

現象與說明：

這一區本來應該是細緻、光滑、平整的，但是如果出現色澤有變化，像泛紅、暗沈、或者破損起褐黑色斑塊、黑點、黑色溝、白色線環、整片白雲覆蓋或者黑霧瀰漫，都是有問題的現象，值得注意！

　　尤其在頭部中耳、胸（乳房）、肺、腎、脾、肝、睪丸、卵巢等之內臟器官、腺體、淋巴區，出現有黑色點、溝、斑塊時，須特別特別提高警覺！因為形成腫瘤的機率是蠻高的，國內罹病、罹癌率那麼高，「眼睛虹膜」會顯現出徵兆！

　　所以提早做好「預防保健」的準備工作，顯得多麼迫切與重要。像黑點出現在腸道，出現在淋巴，出現在腎臟，出現頭部，出現在乳部，出現在心臟等等，容易造成各部位之疾患以及腫瘤，須格外注意，提早清除毒素，並改善飲食、生活習慣或環境。

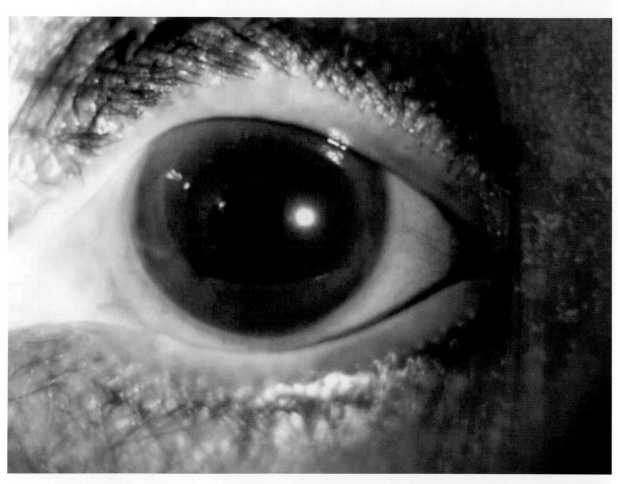

　　若出現整片鵝黃色發亮，則為發炎或者感染現象，不可不慎！提早預防，可以減少多少的病痛苦楚，可以救回多少寶貴的生命，可以挽救多少的幸福家庭。萬金難買「早知道」！現在有這門最簡單易學的「虹膜檢視」，隨時可以「早知道」，希望大家趕緊學會，以保障自己及家人的健康。在此也衷心祝福大家，人人健康長壽，家家幸福美滿。

第 26 章
藥物沉澱斑(Hyperpigmentation)

位置：

會出現在虹膜的任何一區。

現象與說明：

一般發生在比較長期用藥的人身上，在新陳代謝不佳的地方會產生毒素沉積。在「眼睛虹膜」上會顯現圓形或者不規則狀的褐色或者黑色斑塊，有些是一塊，有些則是多處大小不等的斑塊。（見圖）

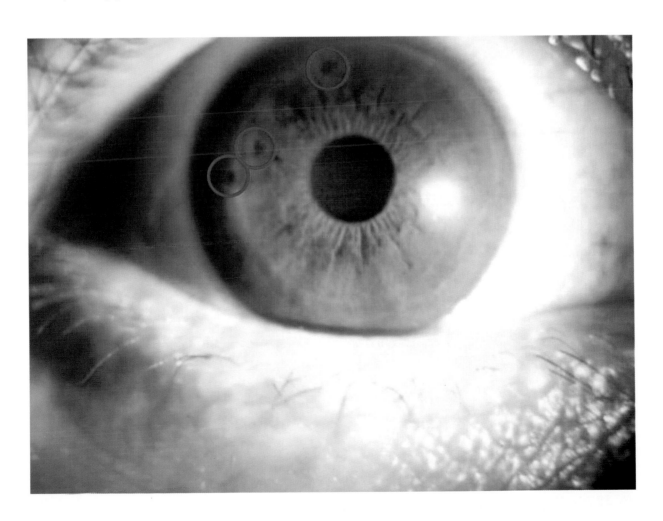

「藥物沉澱斑」正符合現代醫學所證實的「癌症」特質！

這些斑塊出現的地方，正顯示其活性降低，循環不佳，容易形成腫瘤，變成癌症，正符合現代醫學所證實的，絕大多數的癌症病患，具有兩項特質：

一、是「酸性體質」，大多是肉食主義，少食蔬果。酸性體質是形成各種重大疾病的基礎體質。

二、是「長期服藥的人」。由於絕大多數的「藥物」都是由化學物質所合成。因此就會通過肝、腎等排毒器官的過濾，如果經常服用藥物，就會造成排毒器官的衰竭而瓦解身體的排毒能力！

同時，「藥物」也會耗損身體在進行排毒時，所需要的維他命、礦物質等營養素。

尤其，據研究顯示，「藥物」所產生的副作用非常之多，光一樣非類固醇止痛消炎藥，其副作用就有可能引發充血性心臟衰竭、白內障、眼睛黃斑部病變、記憶力衰退、喪失聽力、耳鳴、倦怠、肝腎疾患、潰瘍、乃至自殺傾向的憂鬱症等。

「藥物副作用」目前是美國人的第三大死因！

根據研究統計：「藥物副作用」是目前美國人的第三大死因。許多人，動不動就吃藥，真要提高警惕，「謹慎用藥」！由於絕大部份藥物都是由化學物質所合成，不僅影響這一代的健康，還會傷害到後代子孫！即使是吃含有化學物質的食物，都有副作用。據研究指出，吃化學肥料培育的食物的第一代可能還看不出明顯的影響，但是到了第二代、第三代，副作用就明顯產生了，最常見的現象就是**神經系統脆弱，承擔壓力的能力低，體質變差**等等。因此：

一、儘速改變飲食習慣，**每餐多食天然有機生鮮蔬果，少食肉**。

二、是趕緊排毒，將數十年體內的毒素趕緊清一清！而且最好定期一～三個月清理一次。有一些安全又有口碑、專門的蔬果排毒療程，可以去請教專家指導使用，是比較安全快速又見得到效果的好方法。

三、儘量避免吃到、用到、接觸到有任何毒素包含農藥、重金屬、及含化學毒素的東西與食物。

以「虹膜」上來看，如果「藥物沉澱斑」出現在心臟區，會容易有心肌梗塞等心臟毛病；如果出現在卵巢區，可能是因為經常服用止痛藥所引起卵巢方面的問題；尤其不能讓腸道以及淋巴的毒素侵入到卵巢，就要特別注意排毒及飲食。

為了以毒攻毒，許多藥物本身就是毒素

如果長期的"藥上加藥"虹膜上的"藥物沉澱斑"，顏色會越變越黑，形成「癰斑」。如果任其惡化就容易形成腫瘤，甚至癌症！

人人養成「觀看虹膜」的好習慣；人人健康就會多一層保障

越來越多，千百萬種各式各樣的毒素，充斥在生活裡面；因此，「檢視虹膜」是一項對自己及家人都是非常好的保障。就像前面所舉的許多例證，可以隨時看得見健康狀態，警示自己。

自己的健康幸福要靠自己把握。平日的自我保健，正確的飲食，適度的運動、良好的生活習慣與心態，才是養生的「根本之道」。

虹膜上常看到的除了「藥物斑」以外，還會有「重金屬」、「化學毒素」乃至各種毒素在體內沉積而形成各種現象，比方，老舊水管、含鉛玩具，汽機車排出的「鉛」（lead），吸入體內，多沉積在胃、腸與神經環。過量囤積，可引起頭暈、影響智力、牙齦變色、肌肉疼痛、神經麻痺、以及營養吸收不良等症狀。又像「鐵」（iron），可沉積全身，引起牙齒變壞、腹痛、嚴重便秘等。

像「汞（mercury）」，多沉積在腦部及骨骼中，容易引起神經退化、潰瘍、牙齦腫脹、牙齒鬆動，甚至嘴裡有金屬味等。

像「鈉（sodium）」多的話，多沉積在血液循環系統，呈現白色弧或環，可引起老化、記憶力衰退，青春痘、瞳孔放大、高血壓、骨質疏鬆、關節炎、精神不能集中、乃至腎臟受損等等症狀。

在實際「虹膜檢視」上，許多重金屬會反射出白色、銀灰色或者彩色的金屬亮點或長鏈。

「可怕無機砷(砒霜)會導致全身病變」！

像最近鬧很大，速食業的用油中被驗出，超量的「無機砷」（砒霜），是非常非常嚴重的事件！許多消費者都懵然無知。一天攝取 **50~60** 微克以上的無機砷，長期累積下來就可能導致慢性中毒。會引發皮膚癌、膀胱癌、肝癌、攝護腺癌，以及烏腳病、心肌梗塞、腦梗塞、粥狀動脈硬化、糖尿病、高血壓、白內障、陽痿及週邊神經病變，破壞力遍及全身！

林口長庚醫院臨床毒物科主任林杰梁，一定深明此事件所隱藏之嚴重性及危害程度！因此呼籲衛生署，應盡速展開大規模調查！以免繼續危害許多國民的健康！

林醫師並警告，炸油中如果含有 1ppm 砷，所炸出來的食物，每 100 公克就可能含有 100 微克砷，只要吃 100 公克的炸雞、薯條，就可能吃下超量的砷。若三餐都吃這類油炸食品，「罹癌風險相當高」！

林主任更痛批：無機砷是人類確定致癌物，若檢驗報告屬實，「台灣過去 30 年不知多少癌症，都是這幾家業者造成的！」。（見 2009 年 7 月 8 日中國時報及聯合晚報）

在這忙亂的社會許多人是無知又健忘的！造成許多傷害不斷的重複上演，若不加以遏止，就會一次又一次的重創人類的健康與生存。所以人人都有一份糾舉及遏止黑心商品的責任與義務。

在西方「虹膜檢視」經驗上，無機砷(Arsenic)，會先沉積於體內組織循環區，在淋巴區會呈現一點或多點的白點。然後隨著淋巴液的流動造成全身性的破壞及傷害！（見實證圖）兩位 12 歲和 14 歲長期吃「速食」的小朋友「眼睛虹膜」可以清楚見到體內毒素多厚多麼嚴重！12 歲男童經常因「便秘」看急診！14 歲小女孩，經常喊頭痛、膝蓋痛，骨質嚴重流失，無法跑步！

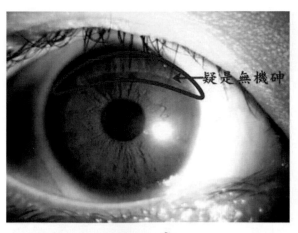

疑是無機砷

14歲

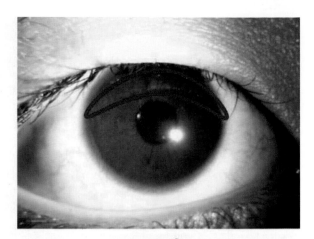

12歲

　　而在美國就曾經發生過一起多人因無機砷（砒霜）而連續喪命的重大懸疑案件，有一戶人家，6個兄弟都相繼中毒死亡！屍體中都驗出有劇毒物砒霜。因此警方懷疑他們當家的唯一姊姊涉有重嫌，而加以逮捕！

　　姊姊的律師派人到屋內檢查，結果發現弟弟們所睡的床上都含有「砒霜」。原來他們都曾在床上噴灑含有「砒霜」的「化學殺蟲劑」，才中毒死亡！姊姊也獲得無罪釋放。

體內有過量"茶"、"砷"（砒霜）等致癌毒素，要想治癒任何疾病，幾乎都是不可能的！

　　另外在歐多・維茲醫生所寫的「虹膜診察」一書中也特別提到：許多慢性病，經過長達三、四十年的治療都一直無法痊癒，實在與病人接觸到的殺蟲劑、人工樟腦丸、茶丸等所含的「砷素」（即無機砷（砒霜））有關！這些毒素通過呼吸、接觸，吸入體內，而人體是無法自行解除這些毒素的，因此造成人體各種疾病的產生。這些「毒素」是人類健康最屬害的殺手！一般可從「眼睛虹膜」裡看到跡象。也就是說，體內含有"茶"、"砒霜"等這些極毒毒素，要想治癒任何疾病，幾乎都是不可能的！除非先行排毒！

特別推荐 "健康" 方面經典好書

大家可以多參考<u>魯道夫・布魯士</u>、<u>希爾德・何明士</u>合著的，"布魯士蔬菜汁癌症（斷食）療法"及"<u>米謝爾・庫克</u>醫師著的米謝爾醫師四周排毒聖經"希望大眾能深入瞭解「化學毒素」的危害，早已深入自己及家人的生活當中，必須提高警覺，加以防範！

這兩本書都是被標榜全球最暢銷的正統自然醫學經典鉅作以及「虹膜大師」<u>伯納德・傑森</u>博士所著作的多本書籍，都是值得一讀再讀，對健康有益的好書。

特別是獨到的健康理念以及排毒的方法，非常值得參考使用。他們的崇高人格以及對世人的偉大貢獻，真是值得致上十二萬分的崇敬與感恩之意。

「染髮的人」要特別小心、留意 "化學毒素" 的傷害！
千萬不要：「美了頭髮，失了健康！」

多年「檢視虹膜」經驗發現，許多人有「染髮」的習慣，不論男女老少，「染髮劑」的化學毒素會從頭部毛孔，像淋雨一樣，流向全身，流向整個虹膜，呈灰霧狀！會加重老化、加速器官、組織病變，都有可能。

最好不要「染髮」，「自然就是美」，一定要染，務必慎選純天然植物，甚至標榜純天然植物都不能含 PPD（化學漂色墨料，也是一種過敏源）才比較可靠！

在「虹膜檢視」的實際例證上看得非常明顯，太多太多的長期染髮，大片大片的化學物質流向全身，當然會造成不可預期的傷害！務請提高警覺，不要「美了頭髮，失了健康！」就太「得不償失」了！（見下頁圖）

疾聲呼籲民間與政府應該合作訂出嚴格規範，不要使老百姓處處受到傷害就太可憐了！「化學染髮」可能造成的傷害有：
(1) 造成眼睛乾澀、不適，視力減退、模糊。
(2) 頭痛、頭暈
(3) 記憶力衰退、老化加速。
(4) 頭皮疼痛、發癢、過敏或發炎。

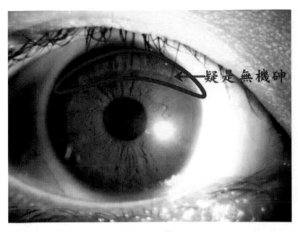

←疑是無機砷

14歲

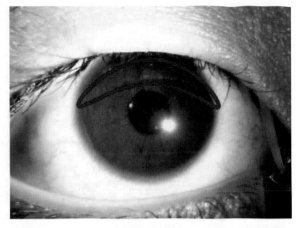

12歲

　　而在美國就曾經發生過一起多人因無機砷（砒霜）而連續喪命的重大懸疑案件，有一戶人家，6個兄弟都相繼中毒死亡！屍體中都驗出有劇毒物砒霜。因此警方懷疑他們當家的唯一姊姊涉有重嫌，而加以逮捕！

　　姊姊的律師派人到屋內檢查，結果發現弟弟們所睡的床上都含有「砒霜」。原來他們都曾在床上噴灑含有「砒霜」的「化學殺蟲劑」，才中毒死亡！姊姊也獲得無罪釋放。

體內有過量"茶"、"砷"（砒霜）等致癌毒素，要想治癒任何疾病，幾乎都是不可能的！

　　另外在歐多·維茲醫生所寫的「虹膜診察」一書中也特別提到：許多慢性病，經過長達三、四十年的治療都一直無法痊癒，實在與病人接觸到的殺蟲劑、人工樟腦丸、茶丸等所含的「砒素」（即無機砷（砒霜））有關！這些毒素通過呼吸、接觸，吸入體內，而人體是無法自行解除這些毒素的，因此造成人體各種疾病的產生。這些「毒素」是人類健康最厲害的殺手！一般可從「眼睛虹膜」裡看到跡象。也就是說，體內含有"茶"、"砒霜"等這些極毒毒素，要想治癒任何疾病，幾乎都是不可能的！除非先行排毒！

特別推荐"健康"方面經典好書

　　大家可以多參考魯道夫・布魯士、希爾德・何明士合著的，"布魯士蔬菜汁癌症（斷食）療法"及"米謝爾・庫克醫師著的米謝爾醫師四周排毒聖經"希望大眾能深入瞭解「化學毒素」的危害，早已深入自己及家人的生活當中，必須提高警覺，加以防範！

　　這兩本書都是被標榜全球最暢銷的正統自然醫學經典鉅作以及「虹膜大師」伯納德、傑森博士所著作的多本書籍，都是值得一讀再讀，對健康有益的好書。

　　特別是獨到的健康理念以及排毒的方法，非常值得參考使用。他們的崇高人格以及對世人的偉大貢獻，真是值得致上十二萬分的崇敬與感恩之意。

「染髮的人」要特別小心、留意"化學毒素"的傷害！
千萬不要：「美了頭髮，失了健康！」

　　多年「檢視虹膜」經驗發現，許多人有「染髮」的習慣，不論男女老少，「染髮劑」的化學毒素會從頭部毛孔，像淋雨一樣，流向全身，流向整個虹膜，呈灰霧狀！會加重老化、加速器官、組織病變，都有可能。

　　最好不要「染髮」，「自然就是美」，一定要染，務必慎選純天然植物，甚至標榜純天然植物都不能含 PPD（化學漂色墨料，也是一種過敏源）才比較可靠！

　　在「虹膜檢視」的實際例證上看得非常明顯，太多太多的長期染髮，大片大片的化學物質流向全身，當然會造成不可預期的傷害！務請提高警覺，不要「美了頭髮，失了健康！」就太「得不償失」了！（見下頁圖）

　　疾聲呼籲民間與政府應該合作訂出嚴格規範，不要使老百姓處處受到傷害就太可憐了！「化學染髮」可能造成的傷害有：
(1) 造成眼睛乾澀、不適，視力減退、模糊。
(2) 頭痛、頭暈
(3) 記憶力衰退、老化加速。
(4) 頭皮疼痛、發癢、過敏或發炎。

（5）髮質逐漸乾枯、毛燥，並容易斷裂。

（6）皮膚發癢、臉色逐漸暗沉。

（7）毒素累積體內加速身體之老化。

（8）以及器官組織之病變及癌化，都是令人擔憂的。

其實，市面上還是有既天然又好用的染髮劑！用「虹膜檢視」鑑察是最便捷及可靠的。有機店也有一些標榜安全、純天然的，可以參考；當然自然就是美，不染最安全。

尤其，看過一些經常耍酷耍炫的青少年「變髮族」。常染各種髮色，從頭髮毛孔流入的毒素，非常之多！眞是令人擔憂。

希望政府多作宣導。家長們務必警覺到「染髮」對大人、小孩的傷害，絕對不容小覷！畢竟人們有健康的身體，才會有健康的未來。「國者人之積」，有健康的國民，才會有強盛的國家吧！

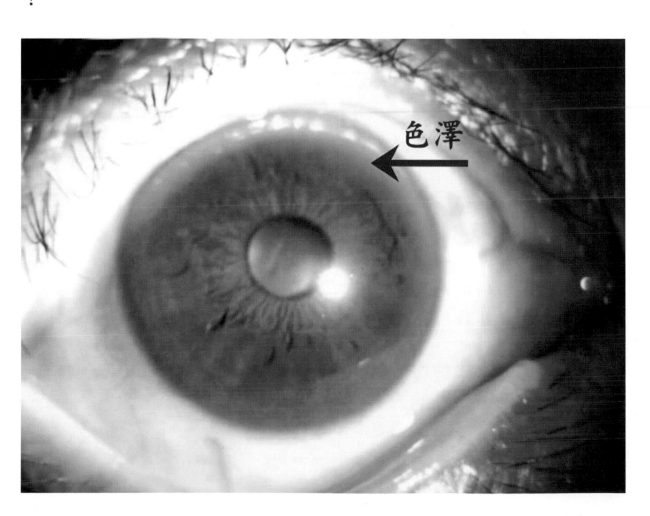

色澤

「化學毒素」危害人體，危害環境，已經到了「氾濫成災」的地步！

化學工業進步，有其便利，成本極低，又可以快速而大量製造，利潤龐大！因此被用在各種方面。「方便就容易隨便」，一年來毒奶粉事件、塑膠袋、吸管、含鉛玩具、美耐皿餐具、炸油含「砷」（砒霜），反式脂肪（殺人脂肪）等等，無不與化學毒素有關！其實早在第二次世界大戰末期，"生化戰劑"就早已惡名昭彰！其殘忍惡毒之實驗及使用，令人髮指！而今日，「化學毒素」的危害人類、危害生物、生態、危害環境，更是已經到了「氾濫成災」的地步！頭痛醫頭、腳痛醫腳，卻不見治理「源頭」的方法與對策，真是「匪夷所思！」老百姓根本防不勝防。

就拿最簡單的例子來說，像報紙超大版面登出，塑膠吸管含有嚴重毒素，尤其橘色、紅色的吸管！還有美耐皿遇熱含有劇毒，許多不合格含過強電磁波的促銷手機、微波爐、電磁爐等等，太多太多有損健康的商品、用具，但是看看市面上，**用者照用！大眾的傷害照舊。**

這到底出了什麼問題？政府和民間都應該設置有效宣導、監督、防制、追蹤、獎懲的常設機構，以保障大眾的健康安全。

說者諄諄，聽者藐藐

古人說：「天作孽猶可違，自作孽不可活！」看看世界越來越厲害的天災人禍、各種疾病，那一樣不是人類自己造的因！貪、嗔、愚癡、不顧公益道德、不斷造惡！**事實上，人太自私，**的確會招致許多災難，應該儘早覺醒！

家中千萬不要使用或者放置，含「茶」、含砷（砒霜）、以及含有任何"化學毒素"的人工樟腦丸、蠟燭、裝飾品、除蟲劑、洗浴乳、化粧品、芳香劑、清潔劑等等物品。

家裡千萬不要使用或放置含有「茶」、砷（砒霜）、以及任何含有毒性的化學物品。

中國自古有句話叫做「茶毒百姓」。「茶」是最毒的東西！

所以常被用在樟腦丸、樟腦油，蠟燭，乃至一些其它用品裡，以毒死蟑螂、蟲蟻等。

「化學工業」從 1940 年起，至今還不到 70 年，已經「濫用成災」，後遺症一一浮現!

　　天上破洞、冰山融解、大氣混亂、氣候異常、怪病、瘟疫橫行、蜜蜂等物種大量消失!天災、人禍疾病越演越烈，古人說，「天作孽猶可違，自作孽不可活」!「人」太自私，不顧公益道德，會招致許多災難，應該要儘早覺醒!

　　近代從 1940 年代開始，出現「化學工業」到目前 2009 年還不到 70 年，化學物質已經形成「氾濫成災」的嚴重程度。據研究顯示，光家庭清潔用品裡，就含有八千多種的化學物質，包括牙膏裡的糖精、嬰兒洗髮精裡的 1,4 二氧陸圜；化妝品中的甲基、丙基、以及消毒水、芳香劑中的乙醇等都是有毒性的東西。

　　據估計，光是加拿大每年所有家庭使用的化學全效清潔劑就有 5 億 4 千公噸，西元 2000 年，全球倒入土壤中的化學物質至少有 40 億磅，瀰漫空氣中的化學物質有 20 億磅!看看污染之嚴重!地球怎能不病?人又怎能不病?

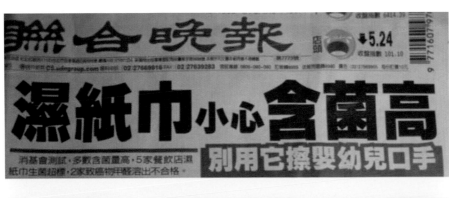

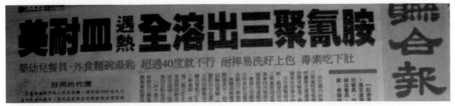

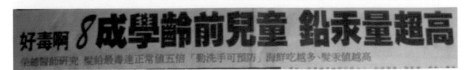

同時，那麼毒的東西，必然也會藉由空氣的揮發，沾到皮膚，吸到身體裡面，造成人體意想不到的傷害！

有兩、三年常在幾家大的企業公司幫人「觀照虹膜」！

有一位大哥，全身皮膚病！兩、三年了，沒看到好轉跡象。

於是我有一天，主動同他說，您的皮膚病治不好，可能和您家裡的"樟腦丸"或者其他"化學毒素"有關！回去用塑膠袋裝妥丟棄，然後戴口罩用天然松脂以煙燻的方式燻幾次，以消除毒氣。

他遲疑了一下，坦承衣櫃同抽屜裡都有放置人工「樟腦丸」。

因為看過「布魯士蔬果斷食療法」這本書有提過幾個案例，覺得很值得供各位參考：

有位律師太太罹患嚴重皮膚病，已經 42 年了。看過近 200 位醫生，都沒有看好！

有一回，因緣際會遇到奧地利「虹膜大師」魯道夫·布魯士 (Rudolf Breuss)先生，並為她做「眼睛虹膜觀察」，結果發現她過度吸入「茶」而嚴重中毒！

「眼睛虹膜」可以清楚看見「茶」等毒素！

布魯士先生可以清清楚楚從她的「眼睛虹膜」看得到「茶」的毒素！就像照片一樣的清晰。

隨後布魯士先生將她家中含「茶」的蠟燭移除，並用有香味的松脂（建議戴口罩，不可以多聞，吸多有可能造成尿毒症）遍燻房子，將殘留毒氣消除。

之後，這位女士遵照指示，喝建議的草藥茶並清洗皮膚，40 天後完全痊癒。

「眼見為憑」帶給人們無限的健康利益

這案例又再一次的證實這麼安全簡易的「眼睛虹膜觀察」，「眼見為憑」，所帶給人們的健康利益。

第二個案例是，「虹膜大師」魯道夫·布魯士先生在１９６５年５月，在一家健康療養院為一位元女士的１２歲盲眼女兒看「眼睛虹膜」。

之前據眼科醫生的診斷結果是這位女孩的視神經都已經癱瘓，以致於用眼鏡、手術或者其他任何療法都沒有效果。

經過<u>布魯士</u>先生的「虹膜觀察」，確定她家裡肯定有「茶」，就是她一直無法痊癒的原因！

果然，這位女士說，她在家裡的每個抽屜都放有「含茶樟腦丸（茶丸）」。

<u>布魯士</u>先生交待這位女士，必須將家裡所有含「茶」的物品丟掉！並連續兩星期用天然松脂遍燻屋內，以將殘餘的毒氣消除。

並承諾她的女兒將在3個星期內重見光明。三個星期後，她女兒的視覺已經完全恢復。

同時，<u>布魯士</u>先生也要這位女士將此經驗告訴為她女兒看病的眼科醫生知道，也可以藉此幫助更多的病人。

目前台灣「眼睛虹膜觀照、檢視」是「預防保健」的領域，一般人切不可以幫人「看病、說病、治病」

在此，再次提醒大眾！「虹膜檢視」目前是「預防保健」的領域。一般人不具「醫生資格」切不可以幫人「看病、說病、治病」，還是要特別再次提醒讀者知道。

本書目前所宣導的「眼睛虹膜檢視」這些方法與實例，完全是定位在「預防保健」的領域，才能讓人人隨時看得到健康，看得到問題，以做好「預防保健」的工作，進而得到完整的健康。「疾病」方面則交由專業醫生治療。

治病是「正式醫生」的職責

因此除了正式醫生以外，都不可以幫人看病、說病，治病，那是醫生的職責。以免觸犯法律！再次提醒大眾，切須留意！

第三個例子，是一位來自<u>德國漢堡（Hamburg）</u>的女士，患有嚴重的皮膚病，三年來，身上每個部位，都莫名其妙的長出許多大粒水泡，有時多達80多粒！

經人介紹，來向　<u>布魯士</u>先生求診。

布魯士先生看過她的虹膜以後，發現她的「病因」，完全是由「茶」的毒素在作怪！

才講完，這位女士已經非常激動的說道：「我馬上就能痊癒！」

長期吸入「化學毒素」幾乎就是「慢性自殺」！

原來她過世的父親，以前也是順勢療法的藥劑師(Homeopathic)，曾經就告訴過她，如果家裡有含「茶」的清香劑、人工樟腦丸或者 DDT 農藥等物品，幾乎就是「慢性自殺」！但是因為二次大戰期間，許多衣服都被衣蛾蛀壞，因此衣櫃裡都放有「含茶的樟腦丸」。

除了丟棄、煙燻的方法，她也喝「腎臟茶」並用「鼠尾草」茶清洗皮膚，短短三個星期後，就完全康復。

在此特別引用這些例子，一是讓大家知道「檢視虹膜」對健康不可思議的重要，一是慎重提醒大家，生活裡，儘量少接觸，少用加入化學物質的東西，以保安全、保健康！加入化學物質的香皂、潤髮乳、人工香水、化妝品、洗衣精及除臭劑、清潔用品等等都要注意「少用為妙」！經常食用、吸入、以及接觸含有化學毒素的東西或氣體，會讓體內充滿毒素！當身體無法處理這些毒素時，就會將之儲存在脂肪，造成肥胖、疾病或癌症！

在「眼睛虹膜」各區都可以看見不正常的灰色、褐色、暗紅、黑色等色澤或者斑塊，千萬留心。

參考資料：魯道夫・布魯士、希爾德・何明士合著的“布魯士疏菜汁癌症（斷食）療法”及米謝爾・庫克醫師著的“米謝爾醫師四周排毒聖經”

引用參考他們的大作資料是希望將他們的愛心及經驗讓更多更多的人知道，以遠離毒素的無形傷害！並對他們為大眾的貢獻，致上十二萬分的敬意與感恩。

第 27 章
神經緊張環（Nerve Rings）
（壓力環、責任環）與神經亢進失調

（看見「壓力」怎樣造成身體受損！）

位置：

　　一般出現在胃環（瞳孔）以外的虹膜區，環繞「胃環」呈同心圓、半圓或片斷圓弧形的凹溝。（見圖）

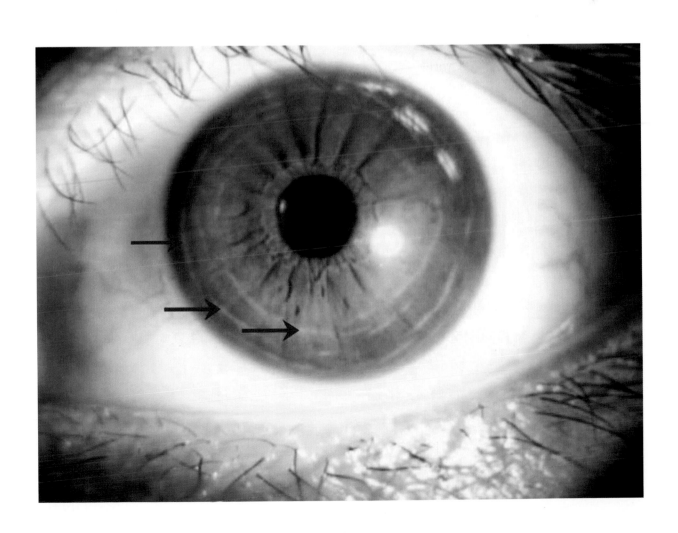

現象與說明：

當身心受到強烈衝擊、外力撞擊或者壓力、恐懼、緊張、焦慮等等，不論外力、工作、環境、身體、感情、經濟、乃至心、肝、腎臟等五臟六腑損傷酸痛，都有可能形成一條乃至多達十數條的白色或者金黃色、鵝黃、茶褐乃至褐、黑色的凹溝線環。（見上圖）

半圈或者小於半圈的神經環，表示只牽涉局部相對應器官的功能；若在虹膜出現五條以上的白色神經環，要注意心肌梗塞、心絞痛，或者肝、膽、腎臟的發炎現象。

長期處於壓力、緊張的狀態，身體會產生許多不好的賀爾蒙與毒素，更會影響體內器官、組織的各種功能，使其無法發揮最佳功效。

「壓力」也會妨礙人體的能量系統，能量包括氧氣、營養、活力、樂觀積極、進取、正面思考等，是健康活著的必要元素。依據研究，隨時懷著「愛與感恩」，勝過一切靈藥，抱持「正面樂觀的生活態度」是身體健康最重要的要素之一，這點在世界聞名的<u>日本</u>，110 歲非常樂觀可愛的人瑞「金銀婆婆」，金婆婆往生後被發現體內竟然有 70 多顆腫瘤，都沒有發作，可以證明。而常處負面的情緒與思想，容易造成沮喪、腦力衰退、免疫力、復原力減退，習慣性使用藥物、以及精神官能方面的問題，甚至影響整體健康及壽命。

要解決「負面」以及「壓力」的問題，衷心的推薦，各位可以常看，<u>江本勝</u>博士著「<u>生命的答案，水知道</u>」可以見證，當人的心念一轉，境界就轉，世界就轉。您所面對的處境也必然跟著轉變。所謂：「一切惟心造」。隨時懷著「愛與感恩」的心，第一個得到利益的是您自己身體，從「水」看得到。非常值得學習、領悟的一本好書。

我曾經幫一位中年攤販「檢視虹膜」，神經緊張環有 13 條之多，他的壓力使他常想「自殺」！真令人憐憫。

最近更有研究發現，若員工遇到領導無方的主管，長期的壓力下，罹患心臟方面疾病的機率大增！

由於長期在某些單位檢視「眼睛虹膜」，也曾發現有單位，多數同仁在同一「心肺區」都有多條「神經壓力環」的現象。

可見，「壓力」，對於身體或心理所造成的傷害是確實的！

前面提過，一位十七歲孩子，幼稚園時，從學校司令台摔下，17歲了，身體的「神經緊張環」仍然存在，影響健康！

我們常聽到因為緊張、害怕，而產生「全身緊張」、「全身發抖」、或者「全身顫慄」，而細看「神經緊張環」在「眼睛虹膜」是呈現身體組織、器官，往內凹陷而產生深淺不同的凹溝狀態！因此會造成全身血液、淋巴循環受阻、內分泌、神經傳導、肌肉、組織，乃至臟腑器官等都會壓縮而產生不良影響！更需要學習放鬆以及加強運動，身體才會強健。

若僅是單一，一、兩小條、身體還能夠承受，但也該注意問題所在；若是 3、4 條以上，造成身體負荷過重，容易引起焦慮症、精神官能症或者身體不當受損，尤其加上老化弧嚴重以及自主神經環有尖角產生，更不利健康。

「神經緊張環」越深，越不利健康，若顏色呈金黃色、鵝黃色，代表「神經亢進」表示神經緊張、過度焦慮或者有精神官能方面的問題，要小心發炎及痙攣。更要練習善解、多笑、正面思考、寬諒、養成幽默風趣、多看好書、保持經常心情開朗、多運動，多聽優美音樂、多食當季新鮮有機蔬果。

「神經緊張環」顏色呈茶褐、深棕、黑色，則代表神經退化，多為神經衰弱、遲鈍、或者憂鬱、長期鬱悶等。多到戶外運動、多對著鏡子大笑都很好。

所謂：「福從做中得歡喜」、「慧從善解得自在。」

第 28 章
「眼睛虹膜」第 6 環
淋巴環（Lymphatic Ring）

位置：

　　淋巴系統的顯現在「眼睛虹膜」的第 6 環，呈環狀圍繞。當淋巴有毒素淤塞時，在西方人淺色眼球常會像一朵朵玫瑰，連成環狀，稱為「淋巴玫瑰環」（Lymphatic Rosary）；而在東方人深色眼球，則像一顆顆念珠，串成環狀，故稱 「淋巴念珠環」。（見圖）

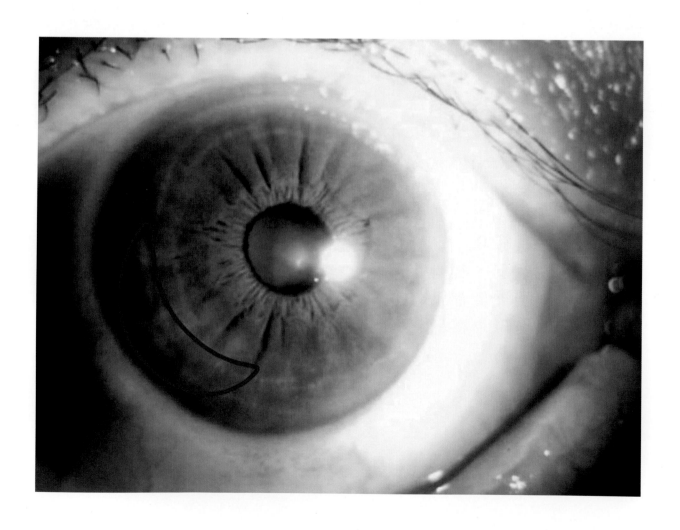

現象及說明：

　　淋巴系統在人體健康與防病、防癌上扮演非常重要之角色。淋巴系統佈滿全身，形成人體非常綿密的「防護網」！各式淋巴細胞會自動偵測身體內各種病菌、酸性及發炎代謝物等，並將病菌消滅。而淋巴還可以滲透到血液所供應不到的地方，帶走這些毒物、廢物，並流入較大的淋巴系統，與淋巴一併進入腸胃道，再讓腸胃道將毒物、廢物排泄掉！而淋巴液會被再吸收，重新回到淋巴系統內。

　　現代人運動不足，又都長時間處在冷氣房內，造成淋巴液黏滯、堵塞、發炎。無法發揮功能，並產生毒素，在「眼睛虹膜」形成「淋巴念珠環」或「玫瑰環」的狀況非常普遍而嚴重。

　　這是我多年來，從事實際「檢視虹膜」的經驗裡，多項重大發現中的一項。當淋巴液不當凝結，失掉功能，在淋巴系統產生大量毒素，排除不掉，因而形成「自體中毒」的淋巴腫瘤的人已經越來越多，也容易造成攝護腺、子宮、卵巢、乳房等的病變！

多找時間運動，特別是會流出油脂的運動

　　長時間吹冷氣、不運動這樣的生活方式，絕對是違反自然，不利於健康的。建議各位，一定要提高警覺，多找時間運動。不僅流汗，最好是流出油脂，對身體最好，並要持之以恆。

辦公室裡的常態運動、乾刷淋巴、彈跳、按摩、等也都是淋巴排毒的好方法

　　下節特別為大眾介紹”乾刷淋巴好處多！”並附上參考資料。最好在晚上 9～11 點間淋巴排毒時間，洗澡前乾刷全身皮膚5～10 分鐘，據研究光 5 分鐘就相當於激烈運動半小時，對健康非常有益。輕刷就可以，一定要有信心、耐心，持之以恆。

　　至於彈跳、按摩等方法，可以看「米謝爾醫師四週排毒聖經」這本正統自然醫學的經典鉅作，非常值得細看及參考。

「乾刷皮膚好處多」！清除淋巴毒素的簡便有效方法

在「眼睛虹膜」可以明顯看見淋巴液的堵塞與凝結，造成疾病以及皮垢，皮垢也造成皮膚暗沉，起斑，生皮膚病，或者怎樣洗臉、上妝，總是洗不乾淨的樣子，在「眼睛虹膜」上，稱為「皮垢環」或「皮垢層」。

即使常做運動的人也常看見胸部淋巴仍有凝結的現象，可以加強這個部位，因為有些是幾十年所累積黏滯的。加以腸道宿便累積嚴重，整個身體的排毒系統出了問題，就像房子的廁所以及排水道出了問題！整個房子當然住得不舒服，甚至不能住。

難怪現今臉色暗沉，皮膚起斑，皮膚疾患甚至罹患淋巴癌的人越來越多！像最近有藝人，發現罹患淋巴癌，又有年幼孩子，痛苦心情，可想而知！衷心祝福她早日康復，走出陰霾，健康幸福。

事實上，「預防重於治療」真的很重要！不要視為「老生常譚」，每個人的「眼睛虹膜」內，可以清楚看到「淋巴方面問題」的位置與輕重程度。隨時藉著觀看「眼睛虹膜」，一輩子受用不盡，健康幸福須要靠自己掌握！

其實排除淋巴毒素，並不是那麼困難！美國名醫，**虹膜大師伯納德‧傑森**，在世界各地行醫，發現現代許多人都有淋巴方面的問題，因此，**特別研究出用櫸木所製成的「專用淋巴刷」**。晚上 9～11 點之間，正是淋巴排毒時間，洗澡前，乾刷全身皮膚約 5～10 分鐘，效果相當於一天做三十分鐘到 1 個小時的激烈運動！若連續刷幾個月，氣色皮膚及健康狀況都會大為改善。敝人推廣多時，許多人反應都很好，一定要有信心、有耐心、持之以恆。

有一次在台灣大學體育館為「高齡老人學會」演講，有一位太太回去，在市場裡隨便買個刷子就試著刷，過了幾天，打電話來說，她脖子部位，長年會痛，刷刷竟然聽到「ㄎㄛ、ㄎㄛ」響聲，不久脖子部位不再痛了，一直道謝，並且，告訴了很多親朋好友一起刷。

我還是建議大家用一代「虹膜大師」所研發的「專刷淋巴的淋巴刷」，效果好又沒有其它的問題，一支數百元而已。

其實早有不少的太太、小姐每天刷，手臂、身上皮膚都越變越好！因為除了排除淋巴黏液毒素以外，也會促進皮膚代謝、呼吸。對改善血液循環、廢棄角質，尿酸結晶以及身體裡其它化學與酸性物質的排除都有很大幫助，皮膚也會因此活躍起來。尤其長時間坐辦公室、打電腦的人，更要有恆心，持續的乾刷淋巴毒素才好。

另外還得補充一些說明：

（一）身體上淋巴問題較嚴重者，可以在早晨及晚上洗澡前乾刷 5～15 分鐘。（輕輕刷即可）

（二）刷子要用「乾刷專用」的，是植物纖維做成的最好。（例如「櫸木淋巴刷子」），不可以用塑膠毛的，因為可能會有化學毒素又會產生靜電，凝滯淋巴液，產生反效果！也不要用動物毛做的，例如豬鬃刷，因為動物性毛 DNA 的關係，避免感染不明疾病。再說淋巴系統有許多淋巴小結，而櫸木的彈力會去彈動淋巴結，讓淋巴液流動，不僅加強全身的排毒能力，也更能造就美好、亮麗、健康、活力的肌膚。

（三）不要太用力，5 分～10 分鐘要刷遍全身（頸部到腳背）。刷完多喝些溫開水，會看到綠褐色的黏液從尿液中排出來，即是「淋巴毒素」！

（四）刷的方向，從脖子開始往下刷，雙手要輪流舉起，尤其是腋窩部位，淋巴結大量集結的部位特別要刷，記得肚臍以上往下刷，肚臍以下往上刷。背後可以橫著刷，都刷往肚臍周圍之腸道的部位，以便由大小便排出體外。

（五）任何事情，一定要有信心、耐心、恆心，剛開始輕輕的、慢慢的刷，歡喜的刷，當成放鬆心情、快樂的運動。千萬不要刷一、兩次，覺得刺刺的就放棄，就像學腳踏車摔一下就放棄，那未免太可惜，更何況關係自己的健康大事。

（六）木頭刷儘可能不要水洗。覺得髒了，可以用溼布擦一擦刷毛前端，或者清洗毛尖就可以了。

（七）如果能夠先請人觀看「眼睛虹膜」，或者自己上一堂課，學會看，效果一定會更強而有力。

（八）由於乾刷有排毒功能，因此，乾刷後洗澡，會覺得特別放鬆，很好入眠。若有人覺得乾刷後，會增加活力，就要避免睡前刷。

附上參考資料
＜The colon Health Handbook＞ by Robert Gray 以幫助大眾更加瞭解"乾刷皮膚"的好處與方法，以提升健康，防止生病，並祝福大家。

乾刷皮膚好處多---清除淋巴毒素的有效方法

劉向春譯

清除淋巴系統黏液及廢物，首先必須要將大腸的清理工作做好。這樣可以使附著在淋巴系統上的廢物自動往大腸方向流，最後由肛門排出體外；第二步可以配合乾刷皮膚，以達到徹底清除的效果。

淋巴系統跟大腸一樣，都是會沉積陳年的老物。有的是剛產生的黏液，有的時間一久，就變硬了，它緊緊地附著在淋巴系統上，造成堵塞、發炎的現象；若是大腸嚴重堵塞，淋巴系統所排出的廢物，因無處可排，而堆積回到了淋巴系統，再往身體其它的組織流散，疾病因而產生。

清腸是主要關鍵所在。大腸若不能負起排毒的工作，肝臟就會接管，大量的膽汁會隨著毒素流入胃中，引起嘔吐。大部份的青草都具有清肝、清淋巴毒素的功能，難怪動物生病時，都喜歡吃草。

即使大腸能保持乾淨通暢，乾刷皮膚也得花上幾個月，才能徹底將淋巴系統做個大掃除。我們每天若能乾刷皮膚五分鐘，連續幾個月，身體健康狀況會大大改善，這相當於一天做三十分鐘的激烈運動。

乾刷皮膚的方法及步驟如下：

1. 選擇刷子，刷子必須是淋巴專用的，把子要長，毛以天然植物纖維做成的較好，絕不要用人工合成的塑膠毛。刷子必須保持乾燥，刷皮膚專用的，就不要拿來洗澡。

2. 乾刷皮膚時，除了臉不刷以外，身體其餘的部份至少要刷一次。刷時像掃地一樣，只朝一個方向刷。不可以來回刷，或是轉圈式的刷，力量要適中。刷時以下腹為準，上半身包括頸部與前胸是朝下刷，下半身也就是腳、大腿、臀部要朝上刷；手臂雖然是上半身，但刷法與腳的方向一致，是要往上刷；肩膀與背部不易觸及，可以橫著刷，較方便。

3. 一天可以刷一至二次，每次刷五分鐘。初刷時的頭幾天，天然刷子的毛較粗，刷在細皮嫩肉上會有刺痛之感，此乃正常現象，只要不是過份用力，力量適中，皮膚會逐漸適應。

4. 刷完後過一、二天，若是淋巴的毒素很多，廢物會從糞便排出。淋巴所排出的廢物與大腸內所沉積的廢物略有不同，前者狀如膠質，顏色從透明到深褐不等；後者的宿便是黏著的，顏色如瀝青般深黑。

5. 乾刷皮膚非常簡單，且效果卓越，可以抵過二、三十分鐘的土耳其按摩，它不但能保持淋巴系統通暢，促進新陳代謝，還可清除皮膚表面的死細胞，恢復皮膚原有的彈性，並增加血液循環。

（參考資料：《The Colon Health Handbook》 by Robert Gray）

摘自：琉璃光雜誌 1995 年 11 月

＊有代購原研發人美國世界名醫也是書中一再推崇的 "伯納德・傑森" 博士所製作專用原裝進口坦皮科植物毛乾刷，以服務大眾。

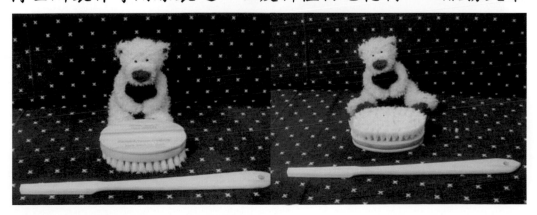

第29章
「眼睛虹膜」第7環
血液循環系統環

　　人體的血脈，總長約九萬公里，就像大地的河川（動脈）、溪流（靜脈），滋潤大地，長養生物。同樣道理，身體血液必須保持清淨、活力、含氧充足（常深呼吸、運動等），才能滋養全身，充滿朝氣，強壯體魄。

血液循環的生理功能是：

（1）輸送全身的營養與氧氣。
（2）代謝身體的毒素與雜質。

位置：

　　在「眼睛虹膜」的第7環，由於攜帶著氧氣，也常會浮現在皮膚環乃至氣環內圈，很容易分辨。（見圖）

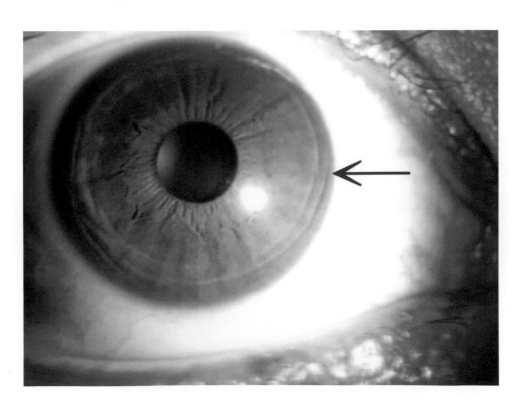

現象與說明：

（1）身體健康，血液乾淨，含氧充足，則「血液循環環」明亮乾淨，界限清楚明顯。

（2）「血液循環環」呈現暗藍、深藍色，則表示，血液缺氧、毒素較多以致血濁，由原本血液的鮮紅色，變成泛藍的現象。且靜脈血回流的循環力弱，會影響全身器官、組織，並使新陳代謝緩慢無力，容易引起病變。

（3）如果深藍色素已經滲入到白眼球（鞏膜）的部位，使深藍色中透出白色，則多為貧血現象。

圖為，先天性地中海貧血症現象。（見圖）

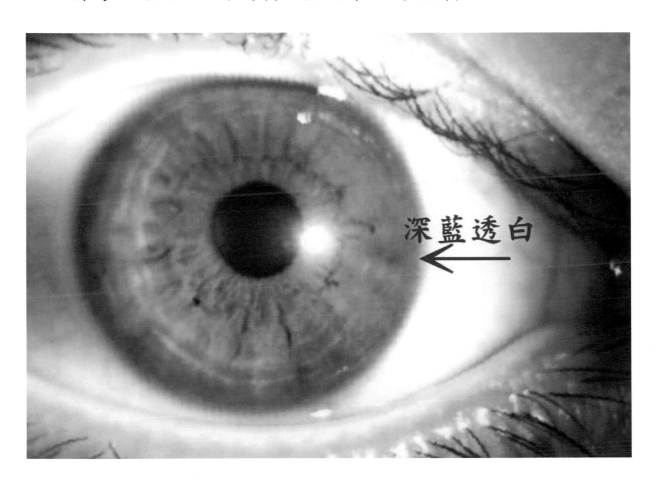

深藍透白 ←

（4）如果「血液循環環」上，顯出白色雲霧狀，則為鈉過多或者血中硬塊附著在血管壁所產生的「鈉、膽固醇環」（詳見下一章「鈉、膽固醇環」）

（5）血液中，如果糖分過高，代謝不掉，則會在「血液循環系統環上」明顯的浮現出紅色或者橘黃色的色澤，就要特別留意

〝糖尿〞的問題！市面上太多含糖含精糖的食品，尤其是炸烤煎等廢油脂以及摻在蛋糕、麵包等各種食物中經過氫化的「反式脂肪」，應儘量少吃為妙！如果呈現大片色澤的話，就該去做特別的檢查與防治。

所謂「糖尿病」，就是醣類代謝異常，「血糖值」偏高的疾病。據研究指出，「反式脂肪」會引起糖尿病，因為人體細胞的「細胞膜」主要成份是「脂質」，而塑膠化的「反式脂肪」會使「細胞膜」產生質變，而使胰島素無法發揮正常功能，便會造成「血糖值」升高的情況，而這種由於飲食不當所引發的糖尿病被稱為「第二型的糖尿病」；而由於先天遺傳因素無法正常製造胰島素的糖尿病則被稱為「第一型的糖尿病」。據最新研究報導，添加於食品以及營養食品中的「抗氧化劑」，不僅不會保護人體對抗糖尿病，反而會提高罹患糖尿病的機會。澳洲摩納大學研究顯示「抗氧化劑對人體有害！」而許多食物都有添加「抗氧化劑」，必須非常小心。

根據資料，每年全世界死於糖尿病的人，大約有四百萬人！其中 90% 以上都是由於後天不當飲食所引起，而西元 2006 年全世界患有糖尿病的人，就已經高達兩億五千萬人左右，並且逐年攀升！尤其以中國大陸和印度占最多，都有四千萬名患者以上，鄰近的日本也有一仟六百萬人左右，令人震驚！

而歐、美國家排名第一的死亡率，也是心血管方面疾病。另根據統計，「猝死」個案中有心血管病史者也高達 6 成。

可見得，一是我們的食物出了問題；二是我們的飲食觀念與習慣也出了問題！

解救之道，建議大家趕緊杜絕不理想的飲食，每餐多吃當季有機新鮮蔬果，才是健康長壽又沒有負擔的飲食。同時對腦、心血管、脂質最好的油是富含 Omega3 的有機初榨冷壓（沒有加熱超過攝氏 30° 以上）的亞麻仁油。

我在多年幫人「檢視虹膜」中，多會建議大家，多生飲亞麻仁油，早晚各 1 湯匙（共約 15cc），對汰除壞的脂肪質，以及對腦、心、血管、情緒，對身體健康、預防疾病非常有幫助。

　　因為「亞麻仁油」被實驗證實，具有非常好的強化「免疫系統」以及預防心臟、血管阻塞和抗憂鬱等神經方面的好處，還有助於血壓的正常，並抑制發炎，預防肥胖，強化骨骼等非常多的益處。

　　惟需注意「亞麻仁油」不耐高溫，不適合熱食，同時，為保品質，瓶子不可透明，並且要放在冰箱冷藏並儘早食用。還要特別提到一點，就是一定要改掉常吃烤、煎、炸肉食的習慣，否則，體內毒素不排除，再好的食物都進不去，甚至還有負面影響。若要深入瞭解「用油」方面必備知識，敬請參考閱讀日本運動營養學權威，也是杏林預防醫學研究所所長的山田豐文所著〝其實，你一直吃錯油〞以及美國巴斯帝爾大學自然醫學博士陳俊旭所著〝吃錯了，當然會生病〞等暢銷著作，非常值得細讀的好書。並對他們為大眾健康的用心與貢獻，在此致上十二萬分的崇敬及感恩之意。

第 30 章
「眼睛虹膜」第 8 環
「鈉、膽固醇環」（Sodium Cholester Ring)與「血液硬塊」(Plaque)

位置：

因為是血管裡面出現問題，因此，一般會出現在「血液循環系統環」的上面，是同一環，但卻是屬於第 8 環。

現象與說明：

人體動靜脈血管中，沈積過多排不掉的無機鹽、炸烤等廢油脂、反式脂肪、防腐劑、藥物，乃至罐頭食品、泡麵、香腸、塑膠等殘毒以及許多的化學毒素，甚至於自來水中的氯以及老舊水管中的鐵鏽等都會在血管內沈積堵塞，而在「眼睛虹膜」的「血液循環系統環」上面形成白色雲霧狀的「鈉環」。顏色越白越厚，面積越大，則表示沈積越多越嚴重！（見圖）

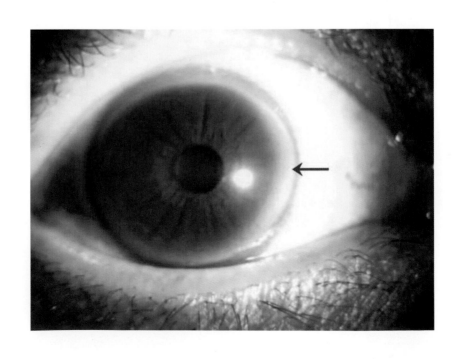

　　同樣的，身體內「低膽固醇」(LDL)過多，代謝不掉，同樣會在血管管腔內與鈉、脂肪、重金屬以及其它廢物等，遇到「鈣」就黏結在一塊，形成嚴重阻塞物，即所謂的「血液硬塊」(plague)，也正是阻塞動脈造成管壁潰瘍甚至硬化，引起各種可怕的病變的主要原因。在「眼睛虹膜」的「血液循環系統環」上面會形成白色偏藍、雲霧狀的「低膽固醇環」。通常同一家人，因為飲食習慣、口味大都相同，因此在「虹膜檢視」的實證上，許多都是「家族式」的，一家人都有又大又厚的「鈉、膽固醇環」。此環會由外往內越變越厚，越變越大，久之容易形成血管硬化、中風、高血壓、心肌梗塞、心臟病等心血管方面的嚴重疾患！也會引起腦部、關節、骨質、腎臟功能等受損及病變！若是風溼痛、神經痛等使用過量水楊酸鈉，也會產生「鈉環」。
（長期吃油炸品、加工食品、高油、高鹽、重口味，都很容易形成「鈉、膽固醇環」）

好・壞「膽固醇」？「膽固醇」是人體所必需的一種脂肪

　　許多人都會誤以為「膽固醇」就是不好的！其實不是的。「膽固醇(cholesterol)」是人體維持生命、保持健康所必需的一種脂肪，它和磷脂質共同構成「細胞膜」，保護紅・白血球不會受到血中的酸性傷害，並調節鈉與鉀等的平衡。另外在神經傳導上也扮演著十分重要的角色。「膽固醇」也是合成體內多種賀爾蒙的原料。膽固醇除了來自飲食，人體也會自然合成；「膽固醇」必須和「蛋白質」結合成「脂蛋白」才能在血液中運行。

「膽固醇」原本沒什麼好、壞之分

　　「脂蛋白」有好幾種，在此，特別要提到的是「高密度脂蛋白」(HDL)，就是一般人所說的「好膽固醇」與「低密度脂蛋白」(LDL)就是一般人所謂的「壞膽固醇」。

　　「低密度脂蛋白」會隨著血液被運送到細胞表面，然後會進入細胞，為細胞膜所使用，被使用過的膽固醇會從細胞膜的表面再排出，排出後被「高密度脂蛋白」（密度高無法進入細胞）所回收，然後再隨著血液回到肝臟。

因此，「高密度脂蛋白」與「低密度脂蛋白」都是身體必需的物質，原本並沒什麼好、壞之分。

但是，如果攝食經高溫烤、煎、炸過的油，以及充斥市面上經「氫化」過的植物油、人造奶油、酥油及加入「氫化油脂」的麵包、蛋糕、餅干、各種零食、沙拉醬、咖哩、調味醬、味淋等還有巧克力、冰淇淋、速食店中的炸雞、薯條等等，可能含有大量「反式脂肪」的食物，就會破壞肝臟調節「膽固醇」的功能，會使「高密度膽固醇」減少，而使「低密度膽固醇」增加，而過剩的「低密度膽固醇」(LDL)就會囤積並附著在血管壁上，漸漸的形成「血管硬塊」(plaque)，造成腦、心、血管方面的疾病！在「眼睛虹膜」中，會非常明確的顯示出來。（見圖）

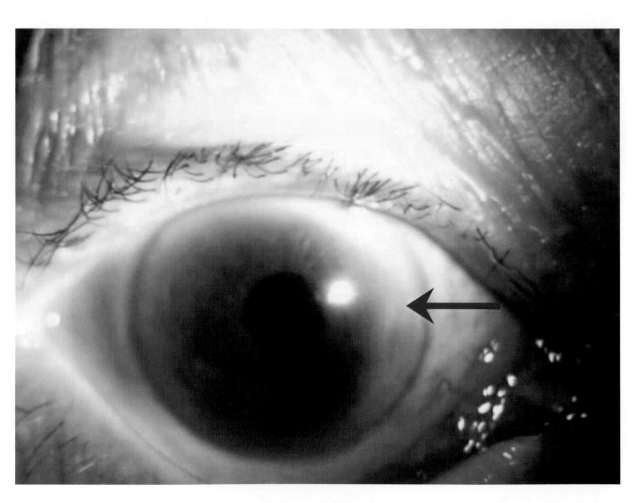

「反式脂肪」又稱為「殺人脂肪」，再加１個化學步驟，就變成「塑膠」，並使「膽固醇」變壞！

讓我們進一步來了解，「反式脂肪」為什麼又被叫做「殺人脂肪」？事實上，「反式脂肪」原是為了讓食物保存更久而經過化學工業加工處理過的「脂肪」，結構上再加１個步驟就變成「塑膠」！幾乎就是人造的塑膠油脂，完全不天然。

試想想看，經常吃下近似塑膠的東西，讓腦部、血管、全身塞滿「塑膠」，身體怎會不生病？

據研究，「反式脂肪」會損害肝臟、會破壞肝臟調節「膽固醇」的功能，會使「高密度膽固醇」減少，「低密度膽固醇」增加，而過剩的「低密度膽固醇」（ＬＤＬ）就會囤積並且附著在血管壁上，一段時間沒有排除，就會開始「氧化」（體內”氧化”從「眼睛虹膜」也看得十分清楚），這時，體內免疫防禦機制會啟動巨噬細胞的白血球前往吞食，吞食後的「殘骸」會與血管內的鈣、鈉、重金屬、脂肪以及其它廢物黏結在一塊，形成「血液硬塊」（plaque），並黏著堆積在血管壁，使血管內部變窄，形成嚴重阻塞，使動脈硬化，進而造成許多腦、心、血管方面的疾病，奪走了無數寶貴的生命！也一直是歐、美國家的第一大死亡原因，大家一定要提高警覺！

「膽固醇」變壞，是「反式脂肪」造成的！

其實，被稱為「壞膽固醇」的”低密度脂蛋白”（LDL）會變壞，本身也是受害者。

「反式脂肪」會引發體內許多疾病

「反式脂肪」會在體內形成許多不利身體健康的”活性氧”，造成鏽蝕般的狀態，攝取越多，造成身體癌化的機率越高！

更由於在體內代謝不易，產生凝滯，也更容易造成身體肥胖、高血壓、高血糖、高血脂、腦、心臟疾病以及皮膚病、結石等慢性病。

「反式脂肪」引發出層出不窮的暴力事件？

更由於「腦部」60％是「脂質」，而不佳的脂肪質會改變腦部的本質，破壞腦部所需的酵素並影響腦部的神經傳導，引發不當的腦波，使注意力不能集中、過動、甚至暴力傾向！無法造就優質的細胞及頭腦。

因此，有專家質疑，越來越多的傷害等暴力事件與吃太多的「反式殺人脂肪」有關！而許多歐洲國家也正式嚴格禁止「反式脂肪」的含量。

但是仍有許多不肖廠商為了讓「食物易於像塑膠般耐於保存」，仍然大量廉價製造，不顧消費者的健康，擅長於用各種美好的名稱做包裝做宣傳！像許多可口奶球、不會壞的薯條、金黃酥脆的各式麵包、炸雞、甜甜圈等，美味的鬆餅、派、冰淇淋及多種零食、油、醬類等、都常冠以「鬆脆的酥油」、「低熱量的植物性油脂、美味清爽的精製加工油脂等，或其它美好名稱。而實際上，消費者根本搞不清楚，而大量食用。

許多"食品"已經成為有害健康的"化學製品"了

所以有專家說，許多食材添加化學物，甚至食品的本身，可能都已經讓看似食品的食物，已經變成有害環境，有損健康的「化學食品」或「工業製造品」了！

不曉得政府與人們要到哪一天才會真正覺醒呢！想要更加深入瞭解"用油"以及更多豐富的內容，在此也特別推薦：<u>山田豐文</u>著"其實，你一直吃錯油"以及<u>陳俊旭</u>博士著"吃錯了，當然會生病！""怎麼吃也毒不了我"等大作，並以他們為大眾健康的貢獻，致上最誠摯的敬意與感恩。

多年前，透過「檢視虹膜」，我就在許多單位懇切叮嚀！

記得多年前，毒奶粉三聚氰氨、含砷毒油等事件都還沒有爆發前，前面兩本書也都還沒有出版的時候，我就在台電、中油、財政、經濟、藥檢、法院、私人公司...等等許多單位，免費為許多員工做過「眼睛虹膜」檢視，看到許多不尋常的現象，尤其

許多單位，每週都經常一盤盤、一袋袋大量在吃"麵包、蛋糕、薯條"的年輕女士，我幾乎都有特別叮嚀她們要少吃，最好不要吃！

因為在她們的「眼睛虹膜」裡有看見許多不尋常的"毒素斑"及"化學毒素"的沉積！言猶在耳，應該許多人還記得吧！

記得另外還有一位，年約 70 歲的大姊是體育老師退休，全家人都是"低血壓"，長期用藥控制，看過"虹膜"，我只建議她，少吃油炸、煎、烤的食物，用好油，可以每天生飲適量的"有機冷壓亞麻仁（籽）油，對身體有幫助"，她說她沒聽過"亞麻仁油"，因此建議她去有機店買。沒想到，她真的每天早晚都生飲 1 湯匙(約 7～8c.c)的"有機冷壓亞麻仁油"，才一個禮拜，她喜出望外的透過朋友告訴我，她幾十年的低血壓竟然恢復正常，並且趕緊告訴其他家人，並一再的致謝，讓我印象深刻。

身體會透過「虹膜」很快回應身體改善的成果

我一再強調，「虹膜學」不是在「看病、說病、治病」，而是透過自己的「眼睛虹膜」，親眼目睹「全身健康狀況」，正確、有效的去落實「預防保健」，改善健康狀況，同時，身體馬上會回應改善的成效，在「眼睛虹膜」上讓您看得到，這是多麼值得感恩、珍惜及善用的工具啊！

油（脂質）是生命的燃料

中國人的智慧，常把"生命"比做"蠟燭"的燃燒，所謂「燃燒自己，照亮別人」，當用盡了生命的燃料，也意味著一段生命的結束。

「重返健康」要從「排毒」，要從「改善飲食」，要從「生活習慣」，有恆心、有毅力的做下去。

許多醫師、學者都推薦，多食"亞麻仁油"

「亞麻仁（籽）油」在古文明國家被稱為"具有太陽能量的聖油"及有藥效的食物。

「亞麻仁油」是由"亞麻"的種籽所榨出的油，所以也稱「亞麻仁油」或「亞麻仁（籽）油」。生於寒帶，為了禦寒，種籽所含脂肪，融點竟然低達攝氏零下 14 度，放在冰箱冷藏也不會結凍，仍能保持清香美味，實在是非常神奇的油。

因此，對腦、心、血管特別有益，不易凝滯，故有潤澤、疏通的效用。

加以富含最佳脂質 Omega3，因此對於全身細胞都有「汰舊換新、去劣從優」的作用，特別是"腦部"，60%是由「脂質」所構成，因此，對提升腦部機能、預防腦部障礙有非常好的幫助。另外，在預防心、血管疾病、預防不孕、幫助神經傳導、預防神經方面疾患，以及有助於排除肝、膽等內臟毒素，對預防皮膚病有效，預防肥胖、乃至防病、防癌、防猝死，維護身體健康、都具有非常大的助益，因為"油"就是生命的燃料，要讓生命更加發光、發亮、健康又長壽，就請多加使用最好的「具有太陽能量的聖油」--亞麻仁（籽）油。但一定要記得有機、冷壓、冷飲、適量、適合各人體質、每日 15c.c.慢慢改善，僅供參考。

在此並衷心祝福大家健康、長壽。

參考資料：杏林預防醫學研究所所長的<u>山田豐文</u>著，<u>陳光棻</u>譯（天下文化出版）"其實，你一直吃錯油"是一本十分深入又精闢的好書，值得大家的鑑賞及細讀，非常有益於社會大眾的健康福祉，在此謹誠摯致上十二萬分的敬意與感恩。

第 31 章
「眼睛虹膜」第 9 環
皮膚代謝環(Scurf Rim)與健康皮膚以及「皮垢層」

位置：

　　位在「眼睛虹膜」的最外環，就像體表皮膚，是「眼睛虹膜」的第 9 環。

現象與說明：

　　皮膚好、乾淨，皮膚代謝佳，「皮膚代謝環」也會顯得清淨。若是皮膚代謝不佳，或者腸道毒素、淋巴毒素多且凝結，則「皮膚代謝環」會呈現黑色或者褐色。（見圖）

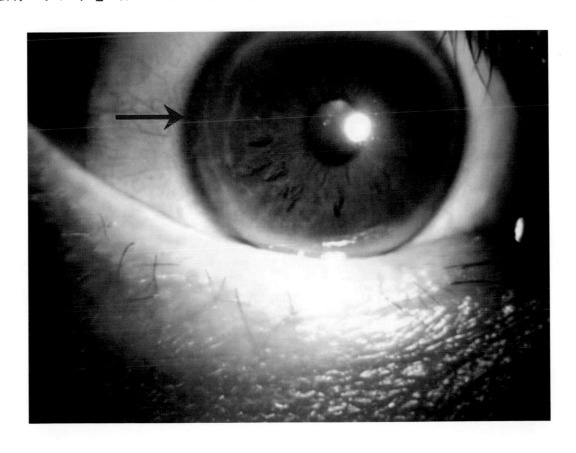

症狀：

許多人皮膚光潔、亮麗。而有更多的人，皮膚暗沈，長斑、長痘、長疹、長癬！甚至怎麼洗，怎麼塗，也總是弄不乾淨似的，像長了一層或多層污垢，這在「眼睛虹膜學」上就叫做「皮垢層」或「皮垢環」（見上圖）。

體表和體內毒素的排除是一樣重要的！

「皮垢層」在「皮膚代謝環」上，不一定會構成一整圈，當它顏色越深範圍越大時，則表示毒素累積得越多，一般也表示其相對應器官的毒素較重，功能已經受到明顯抑制。也就是說「皮垢層」的出現，表示身體組織活性及皮膚循環系統的功能降低。若皮膚無法排除毒素及廢物，一方面會滲回到體內，造成肝、腎等器官負擔；一方面會在皮膚表面長斑、痘、癬等皮膚問題。事實上，體表排毒和體內毒素、廢物的排除是一樣重要的。

在「眼睛虹膜」上看得非常清楚，這表示皮膚代謝功能不彰。
尤其近代，許多人在：
（1）飲食方面出了問題，腸內宿便、毒素特別多，經由血液輸送、神經傳導，在皮膚上顯現出來。
（2）近代人越來越沒有運動流汗，工作久坐、看電視、打電腦等，尤其長久處在冷氣空調中，使皮膚毛細孔漸漸失去功能，加以血液長期缺氧，許多地方淋巴液黏滯，都使皮膚暗沉，並產生各種問題！
（3）臉上皮膚既黑又暗，又無光澤，中醫叫做「面如漆柴」（木頭上刷了一層黑油漆），是表示腎臟有病，毒素太多。
（4）臉上皮垢層很厚，像蒙上了一層塵土，身體皮膚乾燥不潤滑，在中醫叫做「面微有塵，體無膏澤」，極可能是腸內毒素已經傷到「膽」的功能，致使體內養分輸送不到整個身體所造成。

另外，據研究，像接種疫苗，或者長期注射或服用藥物，也會加深「皮膚循環環」的顏色。

皮膚包覆全身，更是身體七竅（兩眼、兩鼻孔、兩耳、一肛門）的開口。

一般，皮膚在生理上的功能有：

（1）是保護人體防禦外物入侵的城牆，如抵擋細菌、病菌的侵入，阻擋紫外線的傷害等等。

（2）充分保護人體內部器官、組織與機能。

（3）調節體溫。

（4）促進新陳代謝，排除人體毒素。

（5）皮膚也會呼吸，是肺呼吸功能的十六分之一。

（6）一般人，平均二十八天，全部皮膚代謝一次。

（7）皮膚也是身體最重要的吸收與排泄器官之一。當皮膚無法將毒素排出體外，更會增加循環系統以及心臟的負擔，同時也會影響腎臟的排毒功能。一定要記得養成經常運動流汗的習慣，（每天至少半小時以上）特別是皮脂腺流出的油汗，像三溫暖、遠紅外線等，每餐最好有 1/2 以上的天然新鮮蔬果，最好天天記得刷淋巴，作息要正常，儘量不要熬夜，身體就會健康。

長期壓力過勞也會影響皮膚

據研究，思想、情緒都會儲存到細胞裡，也會影響及改變細胞。若是長時間的不當壓力或過勞，會造成身體內可以短暫疏緩壓力的「抗壓腺——腎上腺」受到損傷，也會影響到皮膚的好壞、美醜狀態。

第32章
「眼睛虹膜」第10環
「氣環」(活力環、能量環、磁場環)

中國老祖宗説：宇宙、天地是一大周天，人體是一小周天。人的"頭圓"代表"天"，"腳方"代表"地"，頂天立地，堂堂正正，與天、地合稱「三才」。「眼睛虹膜」是小周天的縮影。

人稟「氣」而生，故有「先天之氣」，胎兒出生，「哇哇」一哭，與「後天之氣」一合，就落入了陰陽五行之中，有了「後天之氣」。

所謂「氣在人在，氣去人亡」又説：「生命在呼吸間」。

中國人論「氣」有「正、邪、旺、衰」之分；西方人説「能量」、説「磁場」有「好、壞、強、弱」之別。

「氣、能量」是生命力的指標，用特殊照相術可以拍到每個人不同的能量光環。「能量」就像通到"燈泡"上的電力。一個人的「氣旺、能量強」身體會充滿活力、生命力。

人體的消化、代謝、血液循環乃至排泄、排毒等等「生命機制」都需要「氣、能量」的推動與運作。因此，有健康、強旺的「氣、能量」才會有「健康、活力」的體能，如果身體沒有了「氣」、沒有了「能量」，生命也將告「終止」。

中國自古的「五輪學説」(出於靈樞大惑論)謂：人體，金之精，騰結而為「氣輪」，升結而為白睛(即鞏膜，白眼球)，內屬於肺，故肺主「氣」，與「大腸」為表裡，其色白，故「白眼球」以「白晰、光澤」為順。

「眼睛虹膜」確實看得見「氣環、能量環」

在多年實際觀照、檢視「眼睛虹膜」的實證經驗上，發現「氣環、能量環」確確實實存在。並且在健康、氣血循環、毒廢物的代謝狀態、身體各項機能的推動能力、活力、生命強度，乃至疾病形成之可能程度，甚至生命是否終結，都可以作為非常值得參考的一項指標。

「氣環、能量環」在「虹膜學與檢視」上具有非常重大意義

位置：

　　表現在「眼睛虹膜」外圍第 10 環，亦即第九環「皮膚環」外，鞏膜（白眼球）的部位。

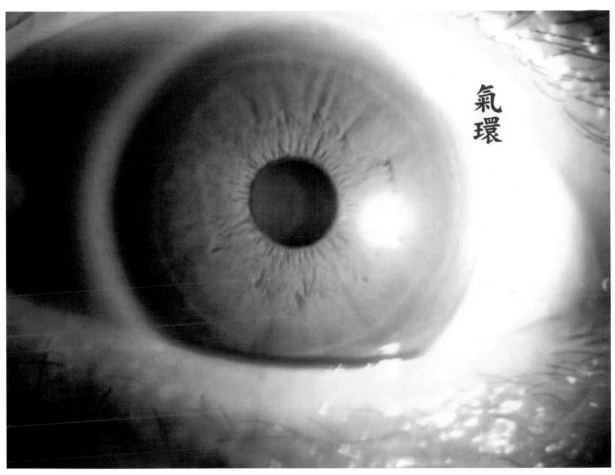

氣環

　　事實上，「氣環」包覆整個眼球，就像地球的大氣層一樣，「胃環」（瞳孔，包括裡面的玻璃體）是地核，「虹膜」（黑眼球）是大地，有山（筋骨）、川（血管）、湖（淋巴）、海（五臟六腑）與通路（神經傳導），非常不可思議地，「眼睛」是「小宇宙」的縮影，「氣環」也是氧氣、活力、光澤及生命的顯現區塊，沒有氣就沒有生命。

　　尤其近數十年來，放任工業化及化學工業的大肆發展及氾濫，人心的貪婪與不負責任，破壞了「大氣環」的結構，天災地變，超出想像的快速與嚴重！而在人體「小氣環」，相對應的是混

濁、暗淡與疾病叢生，可見大小宇宙確實是互相呼應的。

人類要活得健康、長壽，一定得愛護地球，重視環保！「氣環」在「虹膜學與虹膜檢視」上，具有非常重大的意義，更直接關係到人類的生死與存亡！

任何動物的眼睛，都會反映出該物種的本質，並和外在的宇宙天地相呼應。

本書是自 1860 年起有「虹膜學」以來，首次具體提出「氣環、能量環」的理論及著作。也是第一本將「虹膜學與檢視」生理面與精神面--「完整十環」，呈現給社會大眾的著作。對全球「虹膜學與檢視」的發展及利益大眾健康，具有極為重大且深遠的影響與貢獻。

近代「虹膜學」的發展，自 1860 年代，「虹膜學之父」匈牙利的依格納茲・旺・皮查里(Ignatz Van Peczely)醫師出版了西方第一本關於「虹膜學」的書「自然領域與痊癒藝術的巡禮」(Discovery in the Nature and Art of Healing)到今天西元 2009 年，在近 150 年間，全球有「虹膜學」發展的眾多國家裡面，包括匈牙利、奧地利、瑞典、蘇聯、美國、義大利、韓國、日本、......，乃至中國大陸及中華民國台灣，這本「從眼睛虹膜看健康，定將利益全人類」(Watching Health By Examining the "IRIS",Will Surely Benefit Mankind)是第一本完整列出「虹膜十環」，特別是全世界首次提出第十環的「氣環」(活力環、能量環、磁場環)的第一本著作。

「氣環」在「虹膜學與檢視」所代表的重大意義

「氣環」在「虹膜學」這一門古老的科學領域，所代表的意義非常重大且深遠！因為提出「氣環」(活力環、磁場環)，才把中西方整個「虹膜學」提昇到「生理的物質面與氣血的精神面」合而為一的完美境界，終於成為一門完整的新興科學。

大家都曉得，「人體」有物質方面，像皮膚、牙齒、五臟六腑等等；更有精神面，喜、怒、哀、樂、愛、恨、情、仇等等，只要是「活著」，就會有「呼吸」，會有「氣」的存在，而任何

人不會否定「氣」的存在，像青年人「年輕氣盛」，老年人「年老氣衰」，重病贏弱的人「體衰氣弱」，那都是一種精神面「氣」的表現。

「氣」是推動體內所有機能的「原動力」，更是「生命活力」的表徵。

「人」只要「3 分鐘」不呼吸，沒了「氧氣」，腦、細胞等全身器官、組織就會快速損壞，使人迅速面臨死亡！即所謂「氣在人在，氣散人亡」、「生命在呼吸間」，可見「氣」的重要！

據科學家研究：
人體90%的「能量」來自於「氧氣」，只有10%來自「所吃的食物」
缺乏氧氣(Hypoxia)是誘發癌症及各種疾病的主要原因
何以只有「心臟」幾乎不會得到癌症？

據科學家研究，人體 90%的「能量」來自於「氧氣」，只有10%來自「所吃的食物」。

「人體」需要足夠的「氧」來燃燒食物的營養素以提供「能量」給心臟、腦及全身細胞。而「心臟」是人體最優先被供給「氧氣」的器官，因此「心臟」幾乎不會得到癌症。（大美百科全書二度諾貝爾生理醫學獎得主 Dr.Otto.Warburg 條款）。如果人體缺「氧」，營養素燃燒不全，會產生大量的自由基(Free Radical)，自由基會攻擊細胞上的脂肪酸，造成「過氧化脂質」，進而破壞細胞，導致細胞病變，進而造成各種疾病、老化、甚至癌症！

從「眼睛虹膜」可以清楚看見體內「細胞氧化」後(像生鏽般)所形成的「過氧化脂質」狀態，以致造成器官、組織受損，病化、癌化的癥象

從「眼睛虹膜」可以清楚看見體內「細胞氧化」的狀態（像生鏽般）。「細胞氧化」會使細胞無法再吸取氧氣，使細胞內缺氧（Hypoxia），形成「過氧化脂質」，以致造成器官、組織受損，病化、癌化、死亡。

因此，「細胞內缺氧」，可說是造成人類疾病及死亡的主要原因。

「生命在呼吸間」

　　一般人，不吃東西可以支持幾個星期，不喝水也可以支撐幾天，唯獨「缺氧」只能維持「3 分鐘」。所以佛家說「生命在呼吸間」。

　　而體內，「紅血球」最主要的任務就是輸送「氧氣」給細胞，以達成 95%的新陳代謝的功能。

血液中「氧濃度」在 60~70%，人會很舒服；低於 60%，「疾病」就會陸續產生！維持生命，最低濃度是 52%，但是人會呈現「半活著、半健康」，不怎麼有生命力的狀態！

　　如果血液中「氧」濃度在 60～70%，人會覺得很舒服，可以維持正常的體力和智力。

　　如果，含「氧」濃度低於 60%，「疾病」就會陸續產生！

　　而據研究，身體最佳的含「氧」量濃度是 80%，可以讓身體能量發揮最大效果而感覺最舒暢、最有活力，像大雷雨後，森林裡、瀑布旁深呼吸，真是舒暢。

　　在此濃度，身體還會大量排毒、清除感染原並大量強化身體的健康、活力、和與生俱來的智力。（參考國際知名營養過敏學家史帝芬、雷賓醫學博士(Dr. Stephen Levine)所著" Antioxidant-Adaptation: Role in Free Radical Pathology" 。）

　　而據科學家非常有力的研究發現，目前世界各國不斷飆升的癌症以及各種疾病，確實與不當的飲食習慣以及農藥、化學毒素等各種污染源有關，而其最主要的「觸媒」（觸發因素）就是「缺氧」！

　　依據實驗，若要使「細胞」在最短的時間內發生病變，非常簡單，就是阻斷「氧氣」的供應！而最常見的現象就是病變成癌細胞。

　　因此，對人類來說，「氧氣」就如同「生命」一般的可貴！

　　然而，據科學家分析南極冰層中的成份，發現「古代地球的大氣層」中富含 38～50%的氧氣，而就在近百年來，大肆工業化，尤其近 70 年來的化學工業、畜牧等之氾濫使用，已經非常嚴重的破壞了地球的「大氣環」結構，引起了越來越嚴重可怕的天

災地變！同時，地球的氧氣含量已經快速減少到 21%以下，並逐年減少中！尤其在人口密集的都會區、公寓、辦公大樓、圖書館、甚至遊覽車、公車等空調密閉的環境中，空氣中的含氧量甚至不到 15%！

依據最新科學研究證實，現代人的體力、智力遠遠不及古人！而在與天地相對應的「眼睛虹膜」中，可以清楚看見混濁、暗淡與疾患叢生！

因此，值此時機，適時訂定出「氣環」（活力環、能量環、磁場環），已將「虹膜學」完整的整理成為一門全方位活生生的健康科學體系。對於往後「虹膜學及虹膜檢視」的進一步研究、迅速發展以及對利益大眾的「預防保健」乃至醫師的診察、治療方面，都會有極大的貢獻與幫助。甚至於在建築、交通工具、教育等多方面，都具有重大的參考價值及革命性的改進空間！

比方，像政府與民間即應全面檢討、改善現有辦公大樓、圖書館、套房乃至遊覽車、公車等各種密閉式空間的設計方式，務必以流通、有氧、接觸自然為優先。否則不僅有礙健康、影響效率，影響生命品質更會埋沒掉許多人才、創作與發明！

參考資料：CELLFOOD 有關資料，若欲了解更詳細資料及最新文獻、研究報告請閱覽 http://www.cellfood.com（CELLFOOD 美國官方網站）或上網搜尋關鍵字 CELLFOOD

現象與說明：

「氣環」（白眼球）白晰又有光澤，與黑眼球界線分明，表示氣血循環佳並且氣血足、精氣旺盛，是很好的健康相。

老年人因為有脂肪沉積，會白色帶黃，並有稍微隆起的斑塊。

兒童，因為白眼球較薄，會呈現白色透藍。

根據中醫學說，"肝"開竅於「目」（眼睛），也是肝的表徵。有黃膽病的人，白眼球泛黃，但不會隆起。

酒喝多的人，白眼球常佈滿血絲。

　　若體內毒素累積嚴重，尤其肺氣不足、缺氧、血氣穢濁凝滯，循環代謝不良，大腸毒素嚴重，有重症，甚至腫瘤、癌症的人，「氣環」也多顯現混濁，（見圖 30 多歲大腸癌患者），要趕緊排毒，或到醫院檢查身體。

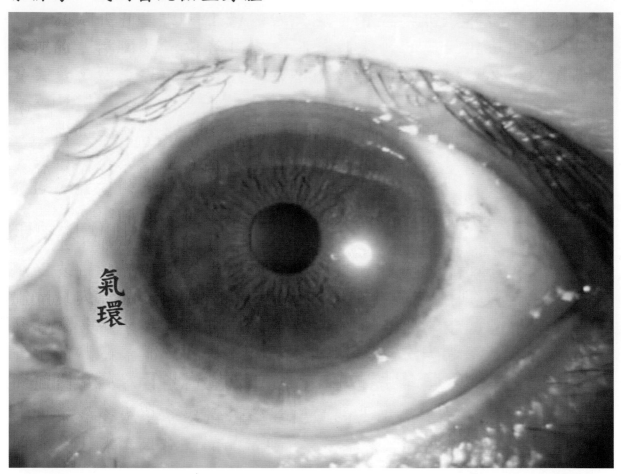

氣環

　　若「氣環」（白眼球）有黑點或者斑塊也要注意體內健康狀態。

　　腎臟病患或者洗腎患者常見面色灰暗，「氣環」也會呈現灰暗狀態。又一般經驗，在「氣環」（白眼球）12 點鐘方向出現 3 條以上血絲多為用腦過度，易患神經衰弱。

3 點鐘方向有 3 條以上血絲要注意腸道方面問題。

6 點鐘方向有 3 條以上血絲顯示內分泌功能較差，女性更要加強注意婦科方面問題。

9 點鐘方向有血絲多為睡眠不足。若有常態性血絲，並延伸至 10 點鐘方向，要注意心、肺、胸腔方面的問題及保健。

　　血絲呈鮮紅色為新症；呈暗紅色為舊症。血絲越粗越長、顏色越深，越為嚴重。

　　另外還有一種所謂「眼翳病」，多發生在中老年人身上。為眾多血管纖維，由內或外眼角膜成三角形，像藤蔓一般向黑眼球攀爬，最後侵入黑眼球，影響視力。在<u>中國</u>醫學謂之「胬肉攀睛」，據研究多為情志方面受到傷害、打擊，加上毒廢物積滯，排除不掉所引起。（見圖）

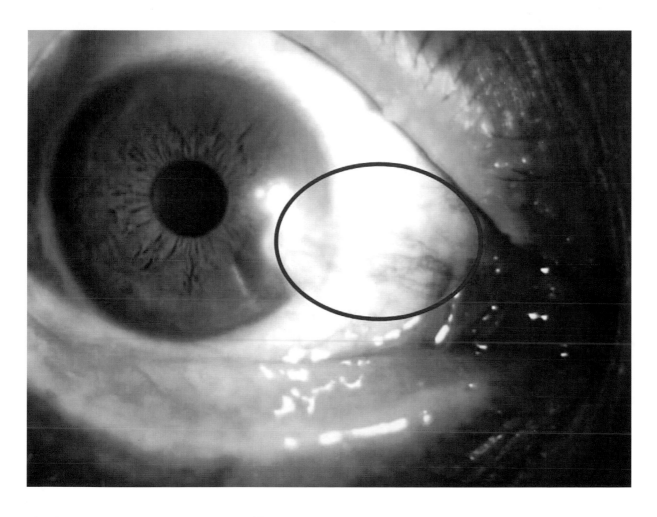

參考資料：吳長新教授「虹膜觀照・看眼知病」及林鳳軒、呂愛玉編著「虹彩診察術」。

生命的能量「氣環」（活力環、能量環、磁場環）也會以“光”的形式展現出來。

　　根據科學家研究，一般人的皮膚外都包覆著一層寬約 1.5 公分的「能量光環」，只是一般的肉眼看不見。這一層「光環」，在「眼睛虹膜學」上，正是人體的「活力環、能量環、磁場環」的展現。

公元 1911 年，英國華爾德、基爾納醫生，意外發現了圍繞在人體皮膚外的「能量光環」。之後，蘇聯科學家透過電頻電場照相術，清楚拍攝到這明亮彩色的能量光環。

20 世紀，80 年代後，美、日等國科學家相繼進行人體能量光環的研究，**並稱之為「人體生物光」，並運用到醫學研究上。**

不可思議的，他們發現能量光環的閃亮處，竟然和已經流傳幾千年的中國古代針灸圖上標示的穴位完全一致！並且還發現每個人的能量光環都不一樣。

人體產生疾病時，「能量光環」會呈現一種混沌、模糊的狀態；而癌細胞形成時，更會出現斑塊式的形狀。酒醉的人，指尖的能量光環會變成灰白色，漸漸暗淡無光；而吸菸多的人，能量光環會呈現跳動而不調和的光圈，吸菸成癮的人，能量光環還會從指尖脫離！

最特殊的是，透過實驗發現，「能量光環」會隨著每個人心念以及大腦的思維變化而產生不同的強度！

另外，也發現，一般人在夜裡或者睡眠時以及甲狀腺功能衰退或已被切除的人，也就是人體新陳代謝減緩時，「能量光環」的強度也會跟著減弱。因此，科學家們認為檢測「能量光環」可以如實反映出人體新陳代謝的變化。

同時，像太陽光中遠紅外線等非常好的生長光波能補助「**能量光環」，對人體非常有益，因此做成各種商品；但是舉凡任何帶電的產品及環境都會釋放出高低頻電磁危波，**例如手機、電視、無線電話、吹風機、床頭鬧鐘、電風扇、變壓器、馬達、日光燈安定器、電毯、醫療儀器、雷達等等都要提高警覺保持距離，小心防範，不可不慎，尤其手機應該用另外的袋子放置，不要放在身上，更不能放在腰際或掛在胸前，鈴響時不要立即拿到耳邊！因為這些電磁危波（EMF）都會損傷到人體的「能量光環」亦即氣環（活力環、能量環、磁場環），韓國有人打手機，打到臉上長出一顆手機狀的腫瘤出來，可見多麼可怕！**據醫學研究發現，長期暴露或置身在過量的高低頻電磁波環境下，可能會產生下列傷害：**

1. 降低免疫功能。
2. 心血管病變。
3. 致癌率加倍，含血癌、腦瘤、乳癌、眼球腫瘤、皮膚癌。
4. 懷孕婦女流產率加倍。
5. 長期頭痛及眼睛水晶體產生白內障、記憶力衰退。
6. 身體產生大量的自由基及酸化，身體功能失調。
7. 快速老化及癡呆症。

　　人的生命就像蠟燭的燃燒，「以身為台心為燭，智慧光明照塵埃」，生命的價值不在世間的久暫而在這一世對社會大眾貢獻大小以及對生命的真正覺悟。

　　江本勝博士在「生命的答案，水知道」也有敘述，在接觸罹患各種疑難雜症後，開始確信這些病症並不僅是個人的問題，同時也源於社會整體的扭曲。

　　那麼扭曲的又是什麼呢？是心，正如一片積水中，如果滴下一水滴，便會擴散出無限波紋，只要一個人心靈扭曲，便會使周邊的一切扭曲，從而影響全世界。

　　不過，**各位大可放心，這種情形還有救，那就是「愛與感恩」**。

　　你已知道答案——「愛與感恩」將會是引導未來世界的關鍵。
取材及參考資料：人類智庫出版集團、遠鑑文化"不可思議的神秘現象"。
江本勝著"生命的答案，水知道"。

「因應之道」

　　在這空氣含氧量愈趨不足的年代，保護大自然、保護森林，大量植樹相對重要；同時，一定要加強運動量，讓肺活量增大。要養成隨時舌抵上顎，做腹式（丹田）深呼吸的習慣，一天至少要做半小時以上，緩緩吸、緩緩吐，不出聲，不中斷，才不受病，吸氣時，腹、胸吸入大量空氣而擴張鼓起，吐氣時，胸、腹凹下，中國自古即說：「氣長命就長」，因此在宗教修鍊、養生、習武、瑜珈等，都非常重視呼吸及吐納。

「腹式（丹田）呼吸」對於身體細胞、組織之活化、排毒，具有重大幫助。

另外，還有一樣安全有效，能夠提升身體細胞含氧量，大量排除毒素的方法，就是：「細胞食物」(CELLFOOD)也可以作為參考。

「細胞食物」是被最偉大科學家愛因斯坦讚譽是「天才中的天才」的「氫彈之父」艾伯瑞特・史特雷博士(Dr.Evrertt Storey)所研發，是可以在體內產生「超級能量」的世界性醫療級專利配方健康產品，它可以將有害人體的自由基水解成為細胞最需要的「純氧與水」，以促進身體的活化，排毒及年輕化。「細胞食物」目前也是全球細胞分子矯正醫學的基礎產品。

當年(1976)，史特雷博士與同事都因「氫彈試爆」遭受到嚴重的輻射傷害！幸而史特雷博士依據重氫離子對人體中水分子的催化作用，首創「氧氣療法」而發明了(CELLFOOD)（細胞食物），拯救了自己及同事的寶貴生命。

據研究證實，「細胞食物」會在體內釋放出大量氧氣與水，供細胞使用，將「細胞食物」15 滴滴入 250c.c 純水中，1 小時內含氧量會提升 58%，若喝進人體，人體中的含氧量會持續上升，6～12 小時會達到最高峰。（美國加州 Bioscreen Testing Service 實驗室）

另據研究也顯示，「細胞食物」的高度天然生物抗氧化能力是一般正常人的 30 倍，可以有效對抗自由基，達到非常強的抗衰老功效。（羅瑞歐博士）僅提供參考。

「新鮮空氣」可以製造，政府與每個家庭都應該大力推廣

另外，最新科學發現，令人驚喜的是：新鮮空氣可以很容易製造， 依據最新報導，印度學者 kamal Meettle 與能源研究所以及美國太空總署等機構，進行植物淨化空氣的研究後發現，常見的綠色植物黃椰子可以有效地將二氧化碳轉化為氧氣；臥室可以擺置虎尾蘭，因它能夠在晚上把二氧化碳轉換為氧氣；而黃金葛適合植在水中，它能吸除甲醛等揮發性化學氣體。

　　一般居家或者辦公室，每個人需要 4 株肩膀高的黃椰子；6～8 株及腰的虎尾蘭，有了這 3 種植物，就能產生人體所需的新鮮空氣，不僅能綠化環境，也讓頭腦健康大躍進。不僅血液含氧量會大幅提升，還可改善頭痛、眼睛不適、呼吸不順、氣喘、肺功能障礙等等問題。

　　同時，照料起來十分容易，平日將葉子擦拭乾淨，每 3～4 個月搬到室外曬一回太陽即可。希望政府與大眾多做宣導，每個家庭及辦公室、大眾運輸工具、電車、公共場所都能大量種植及放置。大家告訴大家。利益自己、利益大眾，也利益大地之母地球。

講到「虹膜學」，就一定要提到「氣環」，提到「氣環」，就一定要提到另一股最大的「能量」，就是「愛與感恩」。

愛與感恩，勝過一切靈藥，足以改變任何人的一生，也是改善世界的最大力量

　　生命的可貴，在於每個生命之間都共存共榮，生命的光輝在於能行一切利益眾生的事，不因善小而不為，不因惡小而為之，掌握對了生命的方向，小善會連著大機會，小善也足以成聖成賢；但如果方向錯了，小惡會接著大麻煩。**愛與感恩，勝過一切靈藥**，世上沒有完美無缺的大善人，也沒有無惡不赦的大惡人，兩者俱存，才是人生的真實面貌，因此當我們受困於某種負面情緒時，可藉由提昇內心的相對情緒來平衡，曾有一位校長把愛打架的孩子留校三十分鐘，並規定他在三十分鐘內一定要學會唱一首歌，歌名是「媽媽請你也保重」，沒想到這學生從此改過自新。

　　而佛法強調：「有情無情，同圓種智」，引發愛打架的孩子內心那份對母親的愛與感恩，便能感化他改過自新，同樣的方法，運用在無情的水和米飯上，也能發揮同樣的效果。

　　日本科學家發現，正常的水結晶是六角形，但這水一經過微波爐加熱，原本很美麗的結晶就會立即被破壞，後來科學家將一張寫著「愛與感恩」的標籤貼在水容器上，不久就發現這被微波爐加熱過的水又恢復了原本美麗的結晶，可見「愛與感恩」的波動，具有平衡電磁波負面波動的免疫機能。科學家又進一步發現

，心念的波動能突破語言障礙，不同的水，貼著不同語言「愛與感恩」的標籤，卻同樣產生整齊美麗的六角結晶。

如何擁有健康幸福的人生？一言以蔽之，人體平均七十％由水組成，只要心情開朗，佔人體七十％的水健康乾淨，血液循環流暢，**幸福的泉源就會源源不斷。**

科學家又用米飯做了同樣的實驗：在三個容器裡分別裝一些飯，在第一個容器貼上「謝謝」的標籤，並且每天不斷對著飯說「謝謝」，又在第二個容器上貼上「討厭」的標籤，同時每天不斷對著飯說「討厭」，最後第三個容器，既不貼標籤，也不對它說話。

一個月後，「謝謝」瓶子裡的飯產生發酵狀態，散發紅麴似的芳醇香味，相對的，「討厭」瓶子裡的飯，則腐臭變黑，至於那個被置之不理的瓶子，瓶裡的飯竟然比被「討厭」的飯更早腐壞，也就是說，**「冷漠」比「鄙視」的傷害力更大。**

第一天做事　最後一天做人

未來的世界最須要的是感恩的心，這必須從「知足」做起。不要以為「無常」離你很遠，它隨時在你身邊，對生活中的一切人事物要抱持「難遭想」，處事，以「第一次」的心情處理千篇一律的重複性工作，待人，以「最後一次」的心情珍惜每天見面的人，沒有來不及說的謝謝，沒有遺憾的話留待以後。

張開眼，真心感謝眼前的一切境界，讓充滿體內的水清澈明淨，化為光輝燦爛的結晶。

心改變，態度就改變！態度改變習慣就改變！習慣改變，人生就改變！健康與命運又何嘗不會改變呢？

參考資料：時報出版社「新愛的教育」、如何出版社「生命的答案，水知道」

暨 2003 年 12 月 21 日，國立國父紀念館上地下皎法師淨化人心佛學講座 "談如何預防現代病～掌握幸福的人生"

　　立身處世總是要抱持樂觀、正面、積極的態度，就會充滿「正向能量」並隨時保持微笑，讓自己歡喜起來，也溫暖別人的心，心存善念、勤做善事，整個世界一定會好。

　　千萬不要生氣、暴怒、怨恨，據科學實驗，不僅自己受傷，連呼出的氣都會產生化學變化並有劇毒，尤其此時，千萬不可餵食母乳，小 baby 會中毒死亡，曾經有一位婦人聽了以後，痛哭不止！她前後 3 個小 baby，都是常在跟先生大吵以後餵奶的，先後都莫名其妙的夭折了，令她傷痛不已！

　　另外，江博士發現，只要是大自然中未受污染的水，都會呈現美麗的結晶。而自來水中加「氯」，水的美麗結晶，就被完全的破壞。他堅信**水會記憶並傳遞訊息**。

他也發現「**水**」**會聽話，會聽音樂，水還會看字！**

　　聽到貝多芬「田園交響曲」的水，呈現的結晶，正如明朗輕快的曲調般美麗而整齊。聽莫札特「四十號交響曲」，水的結晶也會全力的呈現出華麗的美感。

　　更妙的是，蕭邦的「離別曲」，水的結晶竟令人驚訝的呈現出分散狀！

　　相對的，給「水」聽充滿憤怒及反抗情緒的重金屬音樂，「水結晶」全部變成「凌亂毀損」的狀態！

　　另外，他把水裝進不同的瓶子，並將分別寫著，「謝謝」與「混蛋」的兩張紙張，字面朝內貼在瓶身，讓水看字。

　　他原本也以為這只是「天方夜譚」的想法，結果卻完全出乎意料，看到「謝謝」的水，呈現的是清楚又美麗的六角型結晶；看到「混蛋」的水，則是破碎零散的狀態。

　　寫著「我們一起來做吧！」邀請的字句，「水」結晶的形狀非常完整而規則，但是寫上「給我做！」這樣命令句的話，「水」甚至無法形成「結晶」。

　　可見，日常生活中，「**存好心、說好話、做好事。**」的「三好」有多麼重要！一句好話，會將一切性質帶往好的方向，而一句惡口，也會將所有事物引向破壞的方向。

　　同時，若以「物以類聚」的原理，聽怎樣的音樂，看怎樣的書籍、影片，就可以知道是怎樣的人；看多數的人怎樣，就會知

道是怎樣的社會！因此最好「存好心、說好話、做好事」，並且「非禮勿視、非禮勿聽、非禮勿言、非禮勿做」。許許多多的人擔心整個世界越來越亂，毒化、污穢、問題重重，難以解決，看了江博士的書，答案呼之欲出！

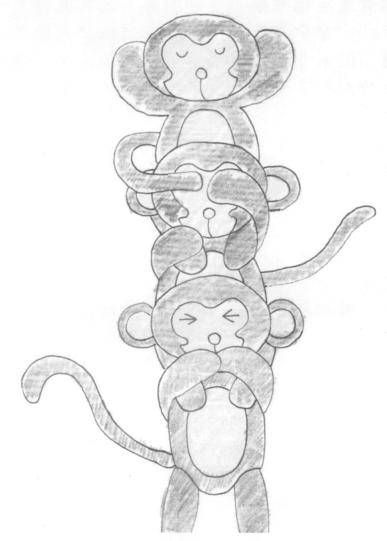

就是從自己做起，時時懷著愛與感恩的心情與作為，整個世界才會越變越好。千萬不要任何事都擅自批評，不留餘地。

江博士的團隊在不斷拍攝「水結晶」照片的實驗中，終於見到最美麗又絢爛的「水結晶」，就是「愛與感恩」！

「愛與感恩」足以改變任何人的一生！也是改善世界最大的力量。

從「眼睛虹膜」清楚看見，心中充滿愛，即使是戀愛，眼睛都會變成清澈明亮，還有光澤！身心健康一級棒，所謂，母親的

慈愛最溫馨、幸福，戀愛中的女人最美、最甜蜜。真是如此。但是當心生怨恨、失戀而憤恨、哀傷，「眼睛虹膜」也會急速由晴轉陰，變暗，產生許多化學毒素，變得可怕而黑暗！

　　透過「愛與感恩」水結晶的啟示，明白告訴人們，唯有時時懷著「清淨的大愛與真誠感恩」的心與行動才是改變不好世界最大的力量。

　　人體含有 70%的水份，地球也有 70%是水，水會傳遞訊息，大小宇宙是相呼應的，如果希望擁有健康又美好的身心與世界，就要隨時懷著「愛與感恩」的心與作為，慈愛一切大眾，就不忍心傷害任何一個人和動物，年長的，看作自己的父母兄長，同年的看作自己的兄弟姊妹，年幼的看作自己的子女一般，就會充滿恭敬與慈愛。

　　更對宇宙的一切、人、事、地、物、都懷著「愛與感恩」，一切就會變得美好。懷著怎樣的心去做，就會回報怎樣的世界給您，不是嗎？

　　想想看，當我們隨時都心懷「愛與感恩」的時候，事實上，最先受益的就是自己，幸福泉源會源源不斷；當心懷怨恨、憤怒、惡念的時候，最先受害的是自己，因為全身的水，甚至全身每一個細胞都被傳遞不好的訊息，可見，個人與世間時時刻刻、分分秒秒受著心念的影響。

　　常所謂，施比受更有福，要怎樣得，就先看怎樣栽，不是嗎？

愛的真義
尊貴清淨照明菩薩摩訶薩著作

愛，是奉獻；不是擁有。

愛，是無私，不是獨占。

愛，是保護；不是侮辱。

愛，是照顧；不是毀害。

愛，是支持；不是相欺。

愛，是互益；不是損失。

愛，是光明；不是失明。

愛，是清淨；不是煩惱。

愛，是快樂；不是悲傷。

愛，是心中之寶，是至尊貴，最高尚。

愛，是至公平，最殊勝。

愛，是正心、不變。

愛，是慈悲，也是真實的佛德。

佛德，才是真實能擁有的愛；若無佛德，則愛是虛，非是實。

虛愛必生毀害，必招災劫之苦；真正的愛才會達到真正永遠的成功，得到一切人的敬重。

普照寺恭印 (02)2801-1596

地球「大氣環」已經異常，會快速影響到一切生物體的「小氣環」！
吃肉與全球暖化，「全球暖化」造成世界災難！

地球「大氣環」的持續加速異常、惡化，不僅會擴大天災地變，也會影響人類的健康與生存！我深刻的印象裡，才幾十年前，父母、親友，許多人眼睛都很清亮、安穩、祥和，但是注意現代人的眼睛，多為暗淡、無光彩、混濁、焦慮不安，越來越明顯不同。

生為地球家園的一份子及親人，理應一起來為生病發燒的地球母親「降溫」，感恩地球，珍愛地球，大家一起來做環保、大家一起來吃素，盡一份心力。

尤其應該儘速改變飲食習慣，每餐多食天然有機生鮮蔬果，少食肉。尤其近年，地球暖化所造成的全球氣候異常，快速而嚴重，已危及人類生存！據聯合國糧農組織的報告指出，肉品是「高汙染、高耗能、高耗水」的產業，尤其工廠化養殖牲畜是造成

氣候異常的最大元兇！全球溫室效應氣體的排放，有兩成來自於動物養殖業。聯合國專家更呼籲大家響應吃素，以減少肉品生產中所排放的廢氣，而這些廢氣也是全球暖化的因素之一。

同時，科學研究也證實，人們應該大量減少肉食，以避免罹患腦、心血管疾病、過胖、大腸癌等疾患。

再以各種研究報告來看，人類應該吃什麼？

（1）**就人類的直覺反應來說，人類並不屬於肉食動物**，因為人類不像其他肉食動物一樣吃生肉，而是把肉經過煎、煮、炒、炸等加工程序，加上種種調味料，使它的風味有別於生肉。

一位科學家曾經針對上述現象做過研究，他解釋：「一隻貓聞到生肉的味道，會感到饑餓並流口水，但聞到水果的味道，則完全沒有反應。如果人類能在撲殺一隻小鳥後，用牙齒撕下牠仍然活動的四肢，吸吮牠仍然溫熱的血而感到歡愉的話，那麼我們可以推斷，人類確實具有肉食的本能。」

但事實不然，這科學家又從另一方面來解釋：「人皆具有一看到新鮮葡萄就垂涎欲滴的本能，即使當下並不餓，也能胃口十足的將那串葡萄吃完，因此水果的滋味如此甜美，這就是人類具有素食本能的最佳例證。」

而**就人類消化系統的特徵而言，人類的消化系統和草食動物很相似，和肉食動物卻極為不同**，從下列的對比訊息可以顯見，不論從生理結構或直覺本能，人類確實符合素食動物的生存條件。

人類：
一、無爪
二、無尖銳突出的牙齒
三、有平坦的後臼齒可磨碎食物
四、有發展完善的鹼性唾液腺可初步消化水果穀類
五、胃酸較肉食動物少二十倍
六、腸道是脊背的十二倍長，不易腐敗的蔬菜、穀類可慢慢通過消化管
七、由皮膚的毛孔散熱

草食動物：

一、無爪

二、無尖銳突出的牙齒

三、有平坦的後臼齒可磨碎食物

四、有發展完善的鹼性唾液腺可初步消化水果穀類

五、胃酸較肉食動物少二十倍

六、腸道是脊背的十二倍長，不易腐敗的蔬菜、穀類可慢慢通過
　　消化管

七、由皮膚的毛孔散熱

肉食動物：

一、有爪

二、有尖銳突出的牙齒可以撕裂肉塊

三、無平坦的後臼齒可磨碎食物

四、只有細小的酸性唾液腺，唾液中沒有能夠消化穀類的酵素

五、強烈胃酸是草食動物的二十倍，可消化堅硬的肉類、骨頭

六、腸道只有脊背的三倍長，能迅速將容易腐敗的肉類排出體外

七、皮膚沒有毛孔，由舌頭散發體熱

（2）素食者智

禮記云：「食肉，勇敢而悍；食穀，智慧而巧。」素食可增長智慧之說，早已見於我國的古代典籍，近代科學家也發現，素食者嗜慾淡，肉食者嗜慾濃；素食者神智清，肉食者神智濁；素食者腦力敏捷，肉食者神經遲鈍。近代科學研究和古代素食多智之說，不謀而合。

　　根據大腦生理學家研究，人類腦細胞的活動由正、負二種力量交互作用而成，例如當我們想要做一件事時，腦細胞會傳達「要進行」的正作用訊息，但此時腦細胞又會馬上發出「不可做」的負作用，正、負二種作用力在腦髓裡一層高於一層的撞擊，這種機能，我們稱為「思考」。因為，腦細胞的「負作用力」如果強，這個人就容易消極，所以一個人要頭腦好，必須二種作用力都強，而且配合得宜。

　　營養學家又研究，支持腦細胞正、負二種作用力的健腦營養素如麩酸、維他命Ｂ１、Ｂ６、Ｂ１２及泛酸等，均大量貯存於蔬菜豆類、堅果、穀類胚芽、乳類、根菜類等素食裡。這些營養素除了從食物攝取，也可由微鹼性體質的人體自行製造但偏食肉類而使血液變為酸性的人體，自體製造這些維他命的機能較低。所以，吃素實在是增長智力的最佳途徑。

（３）素食強身

　　經常身處在恐懼和憤怒情緒中的人很容易生病，動物也一樣，處在危險狀況中的動物體內會產生極大的化學變化，分泌大量毒素，所以相同的蛋白質，從堅果、豆類攝取到的會比從肉類攝取到的更潔淨。

　　含於肉類的毒素還不止於此，其實，許多動物在被屠殺之前早已被人類餵食了大量刺激生長的開胃藥、抗生素及荷爾蒙，曾有媒體報導：「這些隱藏在動物體內的污染毒害，實在是一個相當大的潛伏危險，因為這些大多是致癌的化學藥品，事實上，有許多動物即使不被屠殺，也會死於這些藥物。」

　　除了臨死前分泌的毒素和刺激生長的化學藥品，肉食者還面臨了另一項危險，那就是動物經常會感染一些檢驗員也檢查不出的疾病，曾有科學家把罹患癌症的動物的肉拿去餵魚，結果不久就發現魚也得了癌症。所以有位知名的醫生說：「坐上餐桌，不必擔心所吃的食物死於那一種疾病，實在是一件既安心又快樂的事。」

　　動物死亡後會立刻釋放一種叫做「屍毒」的變性物質，讓屍體很快的分解腐敗，而諸多的毒素和化學藥品囤積在人體的結果，會造成腎臟沉重的負擔，一位醫生曾就肉食者和素食者的尿液加以分析，發現肉食者腎臟的負擔是素食者的三倍。

　　另外肉類的纖維質少，通過腸道的時間比富含纖維質的果菜慢四倍，因此慢性便泌，已成為許多現代人的隱疾。

（4）素食好處多

地藏經云：「殺生者，宿殃短命報；網捕生雛者，骨肉分離報。」

楞嚴經云：「以人食羊，羊死為人，人死為羊，死死生生，互來食啖。」

菜根譚經云：「禍不可避，去殺機，以為遠禍之方，」

古人說：「一日持齋，天下殺生無我分。」

西方哲人說：「若要避免人類流血，須從餐桌上開始。」

長壽基因 Cisd2 找到了

今(2009)年，台灣陽明大學的研究團隊找到了長壽基因 Cisd2，榮登國際期刊封面。其中研究人員的話，發人深省，他們說長壽基因，在一般日常生活中的天然有機蔬果中就具備了。人要長壽，需多吃天然蔬果，多吃新鮮蔬菜水果，就是最好的抗氧化劑，天然蔬果能涵蓋全部抗氧化成份，還是天然的最好。

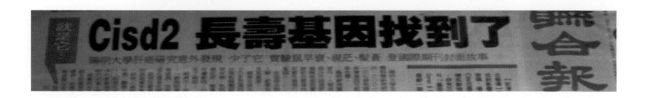

「癌先生」克萊斯，深入研究調查 1918 年造成數千萬人死亡的世界大流感後明確指出：「經常攝取植物性食物的人，可以逃過流行性疾患（流感、疫病等）的浩劫」！

「癌症」名稱是由「西醫之父」希波克拉提斯(Hippocrates 460~377B.C) 觀察癌形如「蟹」而命名為 Karkinos ，拉丁文為 Cancer，德文為 Krebs，正巧是恩斯特・T・克萊斯博士父子的姓氏，因此他們就被人稱為「癌先生」了。克萊斯也曾經走訪研究在喜瑪拉雅山脈南麓的洪札，（Hunza） ，乃是一個僅有三萬人的小王國。有好幾個 125 歲高齡人瑞，身心仍極健旺，一百多歲的人瑞根本不算新聞。一般七、八十歲的老人仍然從事耕作。女人 60 歲還生小孩，而且大家都與癌症絕緣。他們長壽的原因雖多，卻很少人知道他們的主食是「小米，蕎麥和杏仁」，這是他們攝取蛋白質的主要來源，亦是國民「長壽的秘密」！

克萊斯從杏仁的抽取液提煉出維生素 B17（三價氮基化合物因素 Hitrilosides），其結晶成份可防治癌症。（僅供參考，摘自「中華高齡學學會〝健康長壽〞簡訊。」）

（5）近年來，因為全球暖化所引起的溫室效應，持續發酵，各種災難及瘟疫以出乎想像的速度與劇烈，開始撲向全球！這只是印證了三千多年前，即已預言的小三災「刀兵劫（戰爭殺戮）、饑饉劫（許多人沒東西吃）、瘟疫劫（甚至冰山融出的萬年病毒，造成影片中的活僵屍！）所初露的警示，希望大家儘早覺醒，同心協力，來愛護地球，珍愛一切，做好防微杜漸，未雨綢繆的工作。

再據最新科學研究，只要少吃一片一百公克的肉，就可以減少相當於機車騎 50 公里的排碳量，而根據研究，若全美三億人口，只要每人吃一天素，就能夠省下一千億加侖的水、七千萬加侖的天然氣、十五億噸餵食牲畜的作物以及增加三百萬英畝的土地可供使用和減少一千兩百萬噸的排碳量。

而目前美國約有一千四百萬人吃素，英國更有接近1／4人口吃素，歐盟，包括荷蘭、瑞典等十幾個先進國家也積極在推動「少肉多素」的運動，台灣也已經有六個縣市政府及轄區學校施行「素食午餐」，都以實際行動來抗暖減碳救地球，非常值得大家欽敬、鼓勵以及效法！這是非常嚴肅又緊迫的課題。

根據美國國家地理頻道的報導，**全球的平均溫度，只要暖化1度**，林蔭田野將變為乾涸荒漠，許多沿海地區會被淹沒，許多動植物都會消失；**暖化2度**，海水溫度將超過３０度，美麗的珊瑚礁都將白化死亡，許多魚類也將面臨絕跡；**暖化3度**，北極無冰、雨林枯萎，巴黎等許多地區，夏天會出現固定熱浪，天災、人禍、可怕瘟疫會大量出現！；**暖化4度**，孟加拉會被沖垮，埃及與威尼斯會被海水淹沒，多條世界大河都可能乾枯；**暖化5度**，溫帶地區將會全都不適合人類居住，美國洛杉磯、埃及開羅、印度孟買等許多城市水源枯竭，戰亂不斷，到處饑荒，瘟疫橫行，死難不計其數；**暖化6度**，全世界的大城市都將沉入海底，天災不斷、遍地戰亂、瘟疫橫行！科學家認為，要挽救地球，避免以上的狀況發生，已經剩下不到１０年的時間！

依據「經典」的記載，這只是"小三災"初露的警兆，若是到了"大三災"的時候，遍地大火燒到天上、大水淹到天上、巨風刮到天上去了，許多難以想像的巨大災難，不去想都會令人害怕！

回想看看，才幾十年的光景，人類的自私、貪婪與無知，將整個地球蹧踏到什麼地步，如果再不覺醒，付諸行動，就會面臨殘酷的惡果！時間一天一天過去，時間與災難不會等人！

未來的世界，最需要的是「感恩的心」

感恩必須從「知足」做起，從愛護別人、愛護動物、愛護地球的一切做起。人人反躬自省，為大眾、為地球做了什麼奉獻？至少也該知足常樂。所謂「平安就是福」，不要一味地往外馳求，成為物慾的奴隸，弄到身心俱疲、一無是處。如果美好的地球都保護不了，卻要住到一片荒土的月球，實在顛倒！

惟有人人心存善念，懷著敬畏之心，時時用「愛與感恩」的心與行動愛護地球、愛護他人、呵護一切，諸惡莫作，眾善奉行，一定可以轉危機、災難為安全、詳和，這急須每一個人的參與和努力，至誠衷心的祝福每一個人都能一心為善、智慧光明、平安、吉祥、健康、長壽，永離災難、永離痛苦，歡喜、圓滿。

也祝願大地之母地球以及一切，永遠清淨、美好又吉祥。

第 33 章：病的價值

病雖然帶給人負面的痛苦，但也有正面的啟示功用，正如星雲大師在人間福報所開示的：

一、病能讓人知道保健：

二、病能讓人忍耐勇敢：

三、病能讓人生起道心：

四、病能讓人看透人生：

五、病能讓人珍惜生命：

六、病能讓人省思未來：

世間事，多是一體兩面，好不見得是好，壞也不見得是壞，端看自己如何去領「悟」，就像刀子可以用在好的一面，也可以用在壞的一面；萬事萬物，一點一滴，都在讓我們領悟生命的真諦。世事無常，如夢、如幻、如泡、如影，誠如「金剛經」所說：「凡所有相皆是虛妄」。「一切有為法，如夢、幻、泡、影，如露亦如電，應作如是觀。」所謂：「福從做中得歡喜，慧從善解得自在」。大家不妨在觀看「虹膜」時，也領悟一下，「虹膜」早已存在，它的過去、現在及未來不也是生命的真諦。

結論：希望人人照亮了「虹膜」，也點亮了「心燈」

中國字"人"，筆劃最簡單，卻最難做到！

「天地八陽神咒經」中說：天地之間，為人最勝最上者，貴於一切萬物。人者真也，正也，心無虛妄，身行正真，左丿（ㄆㄝ）為正，右乀（ㄈㄨ）為真，常行正真，故名為「人」。

人身難得，在天地之間，貴於一切萬物，所以一定要珍重生命，重視健康，做人處事，一定要真心、誠意、老實、信用，光明正大，心無虛偽，廣利大眾，才不辜負「人」的尊貴！

從「眼睛虹膜」，可以清楚看到人的生理健康，也可以透析心理的層面。

經典上有一則故事，非常具有啟發性！

就是有一個人，突然被毒箭射中，正巧，旁邊有一位醫生，可以救他，立刻要幫他把毒箭拔出！但是，中箭的人卻死也不肯！

他要求醫生等他先研究清楚，這支箭是什麼人射來的？為什麼要射他？這支箭是從甚麼方向射來？材質是什麼？箭上毒藥又是什麼？……充滿了「科學精神」，卻忘記了「生命」的無常與短暫！「科學」是人生的態度與方法，卻不是生命的全部。

沒多久，他就已經毒發身亡！

人生短短幾十年，稍縱即逝，所以我們說，「光陰似箭」，一刻也不停留，不管老少、不論貴賤、平庸才智、有錢沒錢，誰也留不住時間。

要以有限的生命，一樣樣去剖析、瞭解浩瀚無邊的宇宙，是決不可能的事情；就像大肆破壞了賴以生存的地球，卻花費一生研究，冀望永遠健康、長壽、快快樂樂的住在沒有空氣、沒有美麗環境、不適合人住的月球，是一樣不切實際的。

中國聖人孟子曰：「求其放心而已矣！」

願大家在看「眼睛虹膜」中，掌握健康，得到健康，更把一味往外馳求的心收回來，領悟到"生命的真諦"，發現原來所有

外境，山河大地，宇宙萬物，無不是自己心中所顯現的境界。「愛與感恩」勝過一切靈藥，自身「妙有眞空的智慧」才是永離痛苦、煩惱的舟航。**希望人人照亮了「虹膜」，也點亮了「心燈」，更照亮了自己的人生之路。**

作 者 簡 介

公務人員乙等特考
內政部營建署・公務人員・老師
禮儀之邦雜誌社社長　遊學日本、澳洲、中國大陸等國。
中華關愛社會福利促進會理事

IRIS 劃時代的預防保健方法--從眼睛虹膜看健康，長期研究、檢視、教學、師資培訓、評鑑暨「自我觀照、檢視儀器」推廣人
全球各機關、團體最新預防保健--"從眼睛虹膜看健康，定將利益全人類"主要演講人及檢測人
全球「個人與家庭」最新預防保健--從眼睛虹膜看健康」--「防病、防癌、防疫、防猝死」資訊・研究・教育養成推廣中心暨虹膜教學推廣中心・愛護地球推廣中心・愛與感恩推廣中心執行長。

所著「從眼睛虹膜看健康，定將利益全人類」Watching Health By Examining the "IRIS"， Will Surely Benefit Mankind 是全球第一本最完整又普及化的虹膜學經典著作。也是自 1860 年有「虹膜學」以來，首次具體提出「氣環」、「能量環」以及「愛與感恩」，對人體健康，地球環保的超大影響力理論的著作，也是第一本將「虹膜學與檢視」的生理面與精神面--「完整十環」，完整呈現給社會大眾，並以最安全、簡易方式推向個人與家庭乃至各個行業及政府，對全球「虹膜學與檢視」的發展，以及利益大眾健康，地球環保，都具有極為重要且深遠的影響與貢獻。

附：參考經典・文獻・書籍・著作資料：

- 天地八陽神咒經
- 2003 年 12 月 21 日・國父紀念館，上地下皎法師淨化人心佛學講座「談如何預防現代病～掌握幸福的人生」
- 地球文化公司出版「生理時鐘療法」
- 琉璃光養生世界季刊。
- 「實用圖解虹彩學」柏納德・傑森原著・鍾傑主譯・正光書局出版。
- 「布魯士蔬菜汁癌症療法」魯道夫・布魯士、希爾德・何明士合著
- 「解讀虹膜─看得見的亞健康」江帆・江寧著
- 「胃腸會說話」新谷弘實著
- 「圖解人體地圖」松村讓兒著
- 「生命的答案，水知道」江本勝著
- 「你一直吃錯油」山田豐文著，陳光棻譯
- 「吃錯了當然會生病」等著作，陳俊旭博士著
- 「米謝爾醫師四周排毒聖經」米謝爾・庫克醫師著
- 「Tissue Cleansing Through Bowel Management」（整頓腸道淨化組織）詹森博士著。李加晶博士・李力晶博士譯
- 「木瓜酵素的奇效」日本、中川榮一與馬場正勝合著
- 「本草綱目」明・李時珍著
- 「黃帝內經」
- 「健康大秘密」江啟誠編著
- 「哈佛醫師養生法」許瑞云醫師著
- 各新聞雜誌、健康資訊
- （The Colon Handbook by Robert Gray）摘自琉璃光雜誌 1995 年 11 月
- 「善待癌症最健康」姜淑惠醫師著
- 「Antioxidant-Adaptation: Role in Free Radical Pathology」Dr. Stephen Levine 著
- 「虹膜觀照・看眼知病」吳長新教授著
- 「虹彩診察術」林鳳軒・呂愛玉編著
- 「不可思議的秘密現象」人類智庫出版集團・遠鑑文化
- 美國加州 Bioscreen Testing Service 實驗室
- 「新愛的教育」時報出版社出版
- 「中華高齡學會"健康長壽"簡訊
- http://www.cellfood.com（CELLFOOD 美國官方網站）有關 CELLFOOD 資訊暨最新文獻及研究報告。

　　在此再次向所有作者及相關人士，為他們對世人的貢獻，致上最誠摯的敬意・感恩及祝福。

從眼睛虹膜看健康，定將利益全人類
Watching Health By Examining the "IRIS" Will Surely Benefit Mankind

吳 邦 新
Wu Pang - Hsin
美 國 整 合 醫 學 榮 譽 博 士

0927253256   0985717680

電話：(02) 2624 1408   傳真：(02) 2624 2547

全球第一本完整『虹 膜 十 環』，首次將生理面與精神面（氣 環）合一的創作：『從眼睛虹膜看健康，定將利益全人類』(Watching Health By Examining the "IRIS" Will Surely Benefit Mankind) 作者 。

現　　任：

●社團法人中華傳統整復協會 虹膜教育推廣委員會 主任委員

●台灣科學氣功學會『樂活養生虹膜學』推廣主任委員

●救國團 『虹膜學』專任教師

●全程輔導『中国虹膜全息技术咨询师』中國國家職業雙證照，國際認可，全程在台灣培訓、授證。（20小時課程，招生中）。

從眼睛虹膜看健康，定將利益全人類
Watching Health By Examining the "IRIS" Will Surely Benefit Mankind

作者:吳邦新

編輯:梁宏偉・林淑華

美編:吳雙修・吳慈因

繪圖:吳熙・衛志宏

出版:吳邦新

印刷:今宏實業有限公司

地址:台北縣淡水鎮沙崙路110巷7號5樓

服務電話:(02)2270-3253　0927-253-256
　　　　　(02)2927-3759　0966-921-488

傳　　真:(02)2270-3245

網址:http://www.etBoss.net/iris (建立中)

電子信箱:email:Iridology@livemail.tw

郵局劃撥帳號:50117228　戶名:吳屏芳

美國地址:Palo Alto.CA 619 AshTon Ave 94306

電話:002165 0858 8086

定　　價:$1800元

出　　版:2009年9月

法律顧問:趙國光

ISBN:978-957-41-6680-0